民国医家临证论丛

民国医家论伤寒

上海市中医文献馆

总主编　贾　杨　毕丽娟

主　编　徐立思

副主编　蔡　珏　杨枝青

主　审　何新慧

上海科学技术出版社

内 容 提 要

　　本书是"民国医家临证论丛"中的一种。民国时期,中医发展与中华民族的命运休戚相关,时刻蒙着遭遇废止命运的阴影,唯有在受到种种限制的条件下,坚强地抗争图存、自强发展。这一时期的医家非常重视传统学术的继承,对《内经》《伤寒论》《金匮要略》、温病、针灸、推拿等均有深入的研究与临证心得,从而有力地推动了中医临床的发展。

　　本书选取段逸山《中国近代中医药期刊汇编》中所涉《伤寒论》《金匮要略》之文,筛选整理,汇编成册,分为仲景传记、条文探析、方药探微、六经考据、寒温之争、临证心得,凡计六部六十八篇。对收录之文略作拙按,对部分医家略叙简介,旨在反映中医界人士对中医经典《伤寒杂病论》的认知、理解及运用。

　　本书可供中医临床工作者、中医文献研究人员、中医院校师生及中医爱好者参考阅读。

图书在版编目（CIP）数据

民国医家论伤寒 / 徐立思主编. -- 上海 : 上海科
学技术出版社, 2021.7
　（民国医家临证论丛 / 贾杨, 毕丽娟总主编）
　ISBN 978-7-5478-5211-8

　Ⅰ. ①民… Ⅱ. ①徐… Ⅲ. ①《伤寒杂病论》—研究
Ⅳ. ①R222.19

中国版本图书馆CIP数据核字(2021)第009613号

民国医家论伤寒

　　主编　徐立思

上海世纪出版(集团)有限公司
上海科学技术出版社 出版、发行
(上海钦州南路71号　邮政编码 200235　www.sstp.cn)
常熟市华顺印刷有限公司印刷
开本 787×1092　1/16　印张 12.5
字数 160 千字
2021 年 7 月第 1 版　2021 年 7 月第 1 次印刷
ISBN 978-7-5478-5211-8/R·2243
定价：59.00 元

编委会名单

总主编 贾 杨 毕丽娟

主 编 徐立思

副主编 蔡 珏 杨枝青

编 委（按姓氏笔画排序）

王 琼 毕丽娟 杨枝青 张 利

陈 晖 胡颖翀 徐立思 蔡 珏

主 审 何新慧

丛 书 前 言

近代中国,社会巨变,从传统走向现代的大转变过程中,新思潮不断涌现。中医受到前所未有的质疑和排斥,逐渐被推向"废止"的边缘,举步维艰。客观形势要求中医必须探索出一系列革新举措来救亡图存,创办期刊就是其中的重要方式之一。中医界以余伯陶、恽铁樵、张赞臣等名医为代表,先后创办中医期刊近 300 种,为振兴中医学术发挥了喉舌作用。这些期刊多由名医创刊并撰稿,刊名即反映创刊主旨,具有鲜明的旗帜性,在中医界具有广泛影响力;期刊同时也是学术平台,注重发展会员、发布信息,团结中医界共同致力于学术交流。

近代中医药期刊不仅承载了近代中医学科的学术思想、临床经验和医史文献资料,全面反映了中医行业的生存状态以及为谋求发展所作的种种探索和尝试,客观揭示了这一历史时期西方医学对中医学术界的冲击和影响,也从侧面折射出近代中国独特的社会、历史、文化变迁。近代中医期刊内容丰富、形式多样,涵盖医事新闻、行业态度、政府法规、医案验方、批评论说、医家介绍、医籍连载,乃至逸闻、小说、诗词,更有难得的照片资料,具有重要的研究价值。所涉研究领域广阔,包括中医学、文献学、历史学、社会学、教育学等诸多学科,是研究近代中医不可或缺的第一手资料。以近代中医期刊为主体,整理和挖掘其中有学术价值和现实意义的内容,无论在研究对象、选题还是内容上,都具有系统性和创新性。鉴于近代医药期刊作为学术界新兴的研究领域,尚处于起步阶段,亟待形成清晰的研究脉络和突出的研究重点,学术界当给予更多的关注和投入,以期产生更多有影响力的研究成果。

然而由于年代久远、社会动荡，时至今日，近代中医药期刊多已零散难觅，流传保存情况堪忧，大型图书馆鲜有收藏，即使幸存几种，也多成孤帙残卷，加之纸张酥脆老化，查阅极为不便。由上海中医药大学终身教授段逸山先生主编的《中国近代中医药期刊汇编》（后简称《汇编》），选编清末至1949年出版的重要中医药期刊47种影印出版，是对近代中医药期刊的抢救性保护，也是近年来中医药文献整理的大型文化工程。《汇编》将质量和价值较高的近代中医期刊，予以扫描整理并撰写提要，客观展示了近代中医界的真实面貌，是研究近代中医学术的重要文献，为中医文献和中医临床工作者全面了解、研究近代中医药期刊文献提供了重要资料和路径。

上海市中医文献馆多年来始终致力于海派中医研究和中医药医史文献研究，通过对《汇编》分类整理，从中挑选出具有较高学术价值的内容，加以注释评述，编撰成"民国医家临证论丛"系列丛书。丛书包括伤寒、针灸、妇科三种，后续将整理出版内科、外科、儿科、五官科等内容，重点围绕理论创新、学术争鸣、经典阐述、临证经验、方药探究等主题展开研究，试图比较全面地反映近代中医药学术内涵和特色。

段教授认为，对民国期刊的整理研究工作要进一步深入下去，对这些珍贵的文献资料要深入研究，要让它们变成有生命的东西，可以为中医工作者所用，为现代中医药研究发展提供帮助。吾辈当延续近代中医先贤们锐意进取、勇于创新、博学求实、团结合作的精神与风貌，在传承精华和守正创新中行稳致远。希望本套丛书的出版，能为增进人民健康福祉，为建设健康中国做出一份贡献。

编　者

2021年6月

前　言

继 20 世纪之初的辛亥革命，至 1929 年"废止中医案"，再至日后之中医现代化，近代中医的学术范式和话语发生了巨大转型，实可谓"三千年未有之大变局"。

民国时期，为了交流学术经验，谋求行业生存空间，同时汲取西方医药之有益成分，中医界人士进行了前所未有的探索，创办学术期刊便是重要的方式之一。近代中医药期刊是传统中医与近代西方医学相互激荡又融会贯通的时代产物，折射出中医人对学术经典的坚守以及对范式变革的诉求。

近代中医药期刊以其时效性、广泛性和真实性，既承载着近代中医的珍贵文献资料，又全面反映了当时中医行业的真实面目。据此，本书选取段逸山《中国近代中医药期刊汇编》中所涉《伤寒论》《金匮要略》之文，筛选整理，汇编成册，分为仲景传记、条文探析、方药探微、六经考据、寒温之争、临证心得，凡计六部六十八篇。对收录之文略作拙按，对部分医家略叙简介，旨在反映当时中医界人士对中医经典《伤寒杂病论》的认知、理解及运用。

文中对大部分医家进行了介绍，部分医家相关资料确难考证，亦不强行附会，望同道指正补充。

鉴于篇幅有限，所纳之文或仅一隅，难免缺漏，只能窥一斑而知全豹，希冀同道批评指正。

编　者
2021 年 6 月

目 录

第一章 仲景传记 ·· 1

张仲景姓名事迹考 ························· 郭象升 1

名医小传——张仲景 ······················· 黄 谦 4

张仲景事状考 ····························· 章太炎 12

张仲景之伟大贡献 ························· 秦伯未 14

张仲景传 ································· 陆九芝 16

第二章 条文探析 ·· 20

《伤寒论·太阳篇》中风伤寒证治浅说 ········· 张山雷 20

病痰饮者当以温药和之论 ··················· 陈 杰 22

论厥阴阳明渴饮及治法 ····················· 秦伯未 23

阴病得阳脉者生论 ························· 秦伯未 24

论少阴三急下证答丁甘仁先生 ··············· 曹颖甫 25

论少阳太阴两经之正治 ····················· 张赞臣 26

热深厥深、热微厥微之原理 ················· 丁郁文 29

辨伤寒论之脚挛急 ························· 刘民叔 30

论伤寒阳明证与温热阳明证之治法 ··········· 张赞臣 33

论太阳阳明两经之正治 ····················· 张赞臣 38

《伤寒论·阳明脉证篇》太阳阳明、正阳阳明、少阳阳明解 ··· 张山雷 40

论阳明少阴三急下症之同异解 ·············· 刘琴仙 43

伤寒脉浮滑此表有热里有寒之正误 ·············· 温碧泉 45

桂枝下咽阳盛则毙之我见 ·············· 张秉初 46

《伤寒论》大承气汤病脉迟之研究及脉不迟转数者之变通下法

·············· 张锡纯 47

古本伤寒方之研究 ·············· 周岐隐 49

古本伤寒对于国医界之大贡献 ·············· 周岐隐 52

第三章 方药探微 ·············· 54

论炙甘草汤之用生地黄 ·············· 范钦才 54

大青龙汤喻陆两家注释优劣评 ·············· 何公度 55

论《伤寒论·少阴篇》桃花汤是治少阴寒痢非治少阴热痢

·············· 张锡纯 56

辟柯韵伯谓麻黄升麻汤非仲景方论 ·············· 许勤勋 58

论《伤寒论》大柴胡汤原当有大黄无枳实 ·············· 张锡纯 60

桂枝去桂加茯苓白术汤症析疑 ·············· 郭若定 61

《伤寒论今释》质疑（一） ·············· 祝敬铭 62

《伤寒论今释》质疑（二） ·············· 祝敬铭 64

《伤寒论》少阳病柴胡证之研究 ·············· 张山雷 67

桂枝加桂汤证治新论 ·············· 侯敬舆 69

生姜泻心汤治长期水泻之神效 ·············· 陈应期 71

《伤寒论》中五泻心汤之功用 ·············· 邵近仁 74

附子、乌头、天雄辨 ·············· 刘民叔 76

第四章 六经考据 ·············· 79

述伤寒六经各家异义 ·············· 刘景素 79

《伤寒论》以六经分篇未言手经及足经后世论温病者言入手

经不入足经且谓温病不宜发汗义 ·············· 张锡纯 81

六经新解 ••• 张治河 83

六经阳明主里少阳主半表半里何以伤寒二日不传少阳而阳明辨

•• 郑立珊 86

六经与营卫气血 ••••••••••••••••••••••••••••••••• 时逸人 87

论伤寒六经 ••••••••••••••••••••••••••••••••••••• 林屏仙 89

读仲景《太阳篇》之大要 •••••••••••••••••••••••• 陈子华 91

读仲景《阳明篇》之大要 •••••••••••• 侨 美 陈子华 94

六经之新解释 ••••••••••••••••••••••••••••••••••• 樊子文 99

《伤寒论》三阳三阴提纲 ••••••••••••••••••••••••• 黄竹斋 100

伤寒六经的认识 ••••••••••••••••••••••••••••••••• 祝味菊 123

《伤寒论》六经 ••••••••••••••••••••••••••••••••• 恽铁樵 130

论厥阴病 ••••••••••••••••••••••••••••••••••••••• 章太炎 137

对于伤寒六经的二个识见 •••••••••••••••••••••••• 张照鳞 138

六经病诠义 ••••••••••••••••••••••••••••••••••••• 严志清 139

《伤寒论》六经提纲新解 ••••••••••••••••••••••••• 余无言 142

六经浅释 ••••••••••••••••••••••••••••••••••••••• 蔡陆仙 147

第五章　寒温之争 ••••••••••••••••••••••••••••••••••••• 151

《伤寒论》非专治冬伤于寒之病说 •••••••••••••••• 张山雷 151

评伤寒温热之争 ••••••••••••••••••••••••••••••••• 秦伯未 152

评伤寒温热之争（续） ••••••••••••••••••••••••••• 秦伯未 153

《伤寒论》非专治伤寒 ••••••••••••••••••••••••••• 蔡济平 155

伤寒与温病是否有对立之可能——伤寒温热之名义问题 •••••••• 156

论伤寒与温病 ••••••••••••••••••••••••••••••••••• 周德馨 164

寒温争辩之平议 ••••••••••••••••••••••••••••••••• 黄仲达 165

第六章　临证心得 ••••••••••••••••••••••••••••••••••••• 169

论仲景之阴黄治法 ••••••••••••••••••••••••••••••• 王一仁 169

伤寒烦躁辨 ··· 朱秉权 170

伤寒漏底与温病旁流之鉴别 ······················· 张泽霖 171

《金匮》便血远近之我见 ·························· 张秉初 172

附子汤治验（含真武汤、甘草附子汤、芍药甘草附子汤）

··· 包识生 174

《金匮》宿食条解 ································· 刘民叔 176

《金匮》积聚病中之肝着肾着病解 ·············· 黄文东 180

麻黄附子甘草汤治验 ······························· 姜佐景 183

葛根黄芩黄连汤治验 ······························· 张玉珍 184

第一章　仲景传记

张仲景姓名事迹考

郭象升[①]

　　医圣张仲景,世传其名曰"机",南阳人,建安中,官至长沙太守,而《后汉书》无传,生平事迹无所考,论者憾焉。元和陆懋修博采群书,为之补传,余闲取观之,亦未谛也。按:范氏《后汉书》,陈氏《三国志》,灵帝中平四年,孙坚始为长沙太守。献帝初平三年,为袁术攻刘表,战死,袁术以苏代领长沙,苏代守长沙,事无可考,盖术败与之俱去矣。范书《刘表传》:"建安三年,长沙太守张羡,率零陵桂阳二郡畔表。"陈志《刘表传》云:"表攻之,连年不下,羡病死,长沙复立其子怿,表遂攻并怿。"史不言其在何年也。"建安十三年,表卒,子琮降曹操,操辟刘巴为掾,使招纳长沙零陵桂阳三郡。"(《蜀志·刘巴传》)"曹操兵败北归,先主征江南四郡,长沙太守韩玄降。"(《蜀志·先主传》)则不知玄为曹操新任欤,抑刘表旧属也。《蜀志·黄忠传》:"忠为刘表中郎将,与表从子磐,共守长沙攸县。及曹公克荆丹,假行裨将军,仍就故任,统属长沙太守韩玄。"然则玄与忠,正刘巴之所招纳者也,其为表之旧属明矣。表克张怿,当以玄继守长沙欤!《廖立传》"先主领荆州牧,擢立为长沙太守",此则继玄者也,时在建安十四年。及建安二十年,吕蒙奄袭南三郡,立脱身走。自此之后,凡六年而汉亡。然六年中,长沙太守,皆吴所委

---

　　① 郭象升(1881—1941):字可阶,号允叔,山西晋城人,近代山西著名学者、教育家和藏书家,博学多才,能诗善文,曾任山西大学文科学长,著有《郭允叔诗文钞》《渊照楼杂著》《云舒文集》《云舒史怀》等。

任,不复关汉也。由此观之,仲景之守长沙,必在建安十三年,刘表未死以前,而考之于史,孙坚、苏代之后,张羡父子,称兵历年,仲景作守,竟在何时耶?以余论之,则张羡者,实即仲景也。范书《刘表传》李注,陈志《刘表传》裴注,皆引《英雄记》曰:"张羡南阳人,先作零陵桂阳长,甚得江湘间心,然性屈疆不顺,表薄其为人,不甚礼也。羡由是怀恨,遂叛表。"籍则南阳,官则长沙太守,年则建安,其为仲景何疑!仲景名机,而史以为羡者,羡非仲景本名,则必别名也。汉末人士,有别名者多矣。裴松之注《三国志》,援证历历。余尝悉心钩稽,计得三十余人,如曹操一名吉利,荀爽一名谞,韩遂一名约,边章一名元(《后汉书》以为本名允),王朗本名严,伍孚一名琼(见《董卓传》注裴注疑为一人),潘勖一名芝,李恢一名义(见《杜畿传》注裴注以为一人),华佗一名旉,邓艾本名范,孙皓一名彭祖,陆逊一名议,李严一名平,徐庶本名福,文鸯一名俶,郤正一名纂,程昱本名立,贾逵一名衢,邯郸淳一名竺,郭记一名多,焉忠本名笃,滕密本名牧,丁固本名蜜,孟行一名宗,顾裕一名穆,阎行一名艳,令狐愚一名浚,曹干一名艮(曹魏诸王),刘梁一名恭(祯之父),刘阐一名纬(玮之子),孙朗一名仁(坚之庶子),刘舆一名方(繇之父)。而何定之为何布,为孙皓所改,韦曜之为韦昭,为史官所改者,尚不数也(凡属小字,皆不数,如曹操之阿瞒,刘禅之阿斗等是也。《臧霸传》:"霸本名奴寇,其同党孙观,名婴子,吴敦名黯奴,尹礼名卢儿。"又《魏志》第十八卷,引杨阿若,改名丰,疑皆为小字。又《蜀志·诸葛亮传》注,引李兴一名安,以其为晋人,亦不数之)。

仲景有"羡""机"二名,又何足疑?华佗与仲景并为汉末名医,佗固别名"旉"矣。夫"羡"之为言"慕"也(《文选·思玄赋》"羡上都之郝戏兮",旧注:羡,慕也),而"景"亦训"慕"(《后汉书·刘恺传》"景化前修有伯夷之节",注:景,犹羡也),字仲景而名"羡",于义允协。"机"则与"景"义不相切附,抑南阳张氏之显者,在汉之东,莫如河间相衡,"机""衡"同物(《后汉书·李固传》注云:机,衡也),或以"机"比迹于"衡",寓高山仰止之意,因是不废仲景之字欤。仲景自叙《伤寒论》云:"余宗族素多,向余二百,建安纪元以来,犹未十稔,其死亡者,三分有二。"据此知《伤寒论》之作,在建安十年之内。范书称张羡,以建安三年叛表。陈志称表攻羡,连年不下,羡病死,长沙复立其子怿。所谓连年不下者,约略建安三年至十年内外也(范书称"刘表遣兵攻围破羡,平之",无"连年不下"及"长沙复立其子怿"等语,不研其终,陈志详矣。又不载以以何年叛表,则又不研其始也)。使仲景非羡,则其官长沙太守,当在建安三年以前。而《伤寒论》一书,既系衔长沙太守,又叙中自言"建安纪元,犹未十稔",明其为将近十年之语,而非建安三年以前可知。若谓陈志"连年不下"一语,为期固长,然不能断定羡、怿父子之亡,确为何年,安知张怿之后,韩玄之前,不别有张机其人耶? 此则余更有说矣。按《魏志·桓阶传》,张羡叛表,阶实劝之,所以应曹操也。《阶传》称太祖与袁氏连战,军未得南,而袁急攻陷羡,羡病死,城陷,阶遂自匿(此传不立长沙,人复立羡子怿,史文固时有详略耳)。袁绍以建安七年死,其子谭、尚等,与曹氏连战又二年。建安九年,操始破邺,又后二年,始斩谭、尚。以《阶传》所载揣度之,羡之死,正在此数年中。《伤寒论叙》所云"建安纪元,犹未十稔",确然为张羡之语。羡即机,机即羡,不克建安十年之前,别有一张机者作长沙太守也。刘表虽外貌儒雅,而心多疑忌(语见陈志),新去一南阳人之张羡,又用一南阳人之张机,有是理哉? 羡之所以书叛者,以其初本表所著置也。建安纪元之初,羡当在荆州幕府,何以知之? 陆氏所补《张仲景传》,称仲景少时,见知于何颙,既至京师,为名医,于当时称"上手",见传中王仲宣时,年二十余,曰:"君有病,四十当眉落,半年而死,今服五石汤可免。"仲宣不用其言,后二十年果眉落,一百八十七日而死。王仲宣者,粲也,其官侍中,在建安二十一年,曹魏建国之初,次年从征吴道,病卒。仲景见仲宣于汉京师乎,则年不为侍中,见仲宣于魏京师乎,则年非二十余,且去其死期,亦无二十年,皆纪事之不审也。考陈志《粲传》,粲年十七,司徒府辟不就,乃之荆州依刘表。建安二十二年卒,年四十一。就建安二十二年,倒除去二十年,建安二年,仲宣年二十一,正居荆州依刘表时也,仲景相见,当在此时。使仲景不作刘表之客,固无由与二十一岁之王仲宣相见。使张羡而非仲景,则与刘表本无宿昔,谓之叛何欤? 抑张羡之为南阳人也,官长沙太守也,当建安时也。古今读史之人,谁不知之? 而卒无一人疑其即是仲景者,岂非病羡之叛乱,谓仲景不至此耶！以余论之，羡之叛，特叛表耳，非叛汉也岂惟不叛汉，又且以叛表者忠于汉。《桓阶传》曰："太祖与袁绍相拒于官渡，表举州以应绍。阶说其太守张羡曰：'夫举事而不本于义，未有不败者也。故齐桓率诸侯以尊周，晋文逐叔带以纳王。今袁氏反此，而刘表应之，明府必欲立功明义，全福远祸，不宜与之同也。'羡曰：'然则何向而可？'阶曰：'曹公虽弱，仗义而起，救朝廷之危，奉王病而讨有罪，孰敢不服？今若举四郡，保三江，以待其来，而为之内应，不亦可乎！'羡曰：'善！'乃举长沙及旁三郡（升按：他传但言'零陵、桂阳'，而此三郡者，疑有武陵）以拒表，遣使诣太祖。太祖大悦。"夫曹操虽为汉贼，而建安初年，未有逆迹。叛刘应曹，未为非也。仲景有道之士，何必不出此乎？晋之殷仲文，唐之许敬宗，宋之高若讷，皆奸邪小人，而医术皆精绝，人品与技能，从来固不相掩矣。假使仲景屈疆不顺，怀恨而叛，如《英雄记》之所言，亦不足为其医学之累，况乎乃心王室，大义昭然哉！晋代名医王叔和，有字无名，千载昧昧。今儒余杭章太炎始从他书展转考求，知其名曰"熙"（见所著《汉微言》）。余撰此篇，其亦医林千载未发之覆也夫！

（《中医世界》1930 年 12 月）

名医小传——张仲景

黄　谦[①]

张机，字仲景，南阳人也。学医于同郡张伯祖，尽得其传。工于治疗，尤精经方，遂大有时誉。汉灵帝时举孝廉，官至长沙太守。与同郡何颙客游洛阳，颙探知其学，谓人曰：仲景之术，精于伯祖，起病之验，虽鬼神莫能知之，真一世之神医也[注一]。后在京师为名医，于当时为上手[注二]。仲景见侍中王仲宣，时年二十余，谓曰：君有病，四十当眉落，眉落半年而死，令服

---

① 黄谦（1986—1960）：字竹斋，中医内科和针灸学家。自学成才，学识渊博，在学术上，尊古不泥，用心探索，主张中西医团结合作，在仲景学说、针灸学、文献医史等研究方面，著述颇丰。在临证中，独具匠心，尤以针药并施治疗中风偏瘫疗效突出。著有《伤寒论集注》《金匮要略方论集注》《医史丛刊》《医事丛刊》《伤寒杂病论会通》《难经会通》等。

五石汤可免。仲宣嫌其言忤，受汤勿服。居三日见仲宣，谓曰：服汤否？仲宣曰：已服。仲景曰：色候固非服汤之诊，君何轻命也。仲宣犹不信。后二十年果眉落，后一百八十七日而死，终如其言。此事虽扁鹊、仓公无以加也[注三]。仲景垂妙于定方，《晋书·皇甫谧传》："宗族二百余口，自建安以来，未及十稔，死者三之二，而伤居其七[注四]，感往昔之沦丧，伤横夭之莫救，乃勤求古训，博采众方。"《本书论集》曰：凡欲和汤合药针灸之法，宜应精思，必通十二经脉，辨三百六十孔穴，荣卫气行，知病所在，宜治之法，不可不通。古者上医相色，色脉与形不得相失。黑乘赤者死，赤乘青者生。中医听声，声合五音。火闻水声，烦闷干惊。木闻金声，恐畏相刑。脾者土也，生育万物，回助四傍。善者不见，死则归之，太过则四肢不举，不及则九窍不通，六识闭塞，犹如醉人，四季转运，终而复始。下医诊脉，知病原由，流转移动，四时逆顺，相害相生，审知藏府之微，此乃为妙也[注五]。又曰：欲疗诸病，当先以汤荡涤五藏六府，开通经脉，理导阴阳，破散邪气，润泽枯槁，悦人皮肤，益人气血，水能净万物，故用汤也。若四肢病久风冷发动，次当用散，散能逐邪风湿痹，表里移走，居无常处者，散当平之；次当用丸，丸能逐风冷，破聚积，消诸坚癥，进饮食，调荣卫，能参合而行之者，可谓上工。故曰：医者意也。又曰：不须汗而强与汗之者，夺其津液，令人枯竭而死。须汗而不与汗之者，使诸毛孔闭塞，令人闷绝而死。不须下而强与下之者，令人开肠洞泄便溺不禁而死。须下而不与下之者，令人心内懊憹，胀满烦乱，浮肿而死。不须灸而强与灸之者，令人火邪入腹，干错五藏，重加其烦而死。须灸而不与灸之者，令人冷结重凝，久而弥固，气上冲心，无地消散，病笃而死[注六]。又须珍贵之药，非贫家野居所能立办，由是怨嗟，以为药石无验者，此弗之思也[注七]。又曰：人体平和，须好将养，勿妄服药，药势偏，有所助，令人藏气不平，易受外患。夫含气之类，未有不资食以存生，而不知食之有成败，百姓日用而不知，水火至近而难识。余慨其如此，聊因笔墨之暇，撰《五味损益食治篇》，以启童稚，庶勤而行之，有如影响耳[注八]。撰用《素问》《九卷》《八十一难》《阴阳大论》《胎胪药录》，并《平脉辨证》，为《伤寒杂病论》合十六卷[注九]，其文辞简古奥雅，古今治伤寒者，未有能出其外者也

[注十],最为众方之祖。又悉依本草,但其善诊脉,明气候,以意消息之耳[注十一]。华佗读而喜曰:"此真活人书也[注十二]。"

　　论者推为医中亚圣,而范蔚宗《后汉书》不为仲景立传,君子有遗憾焉[注十三]。清顺治初,叶县训导冯应鳌,得仲景墓于南阳县东郭门外,仁济桥西,乃为祠祀焉[注十四]。杜度,仲景弟子,识见宏敏,器宇冲深,淡于矫矜,尚于救济,事仲景,多获禁方,遂为名医[注十五]。卫汛,好医术,少师仲景,有才识,撰《四逆三部厥经》及《妇人胎藏经》《小儿颅囟方》三卷,皆行于世[卷十六]。王叔和,高平人也,博好经方,尤精诊处洞识摄养之道,深晓疗病之源,采摭群论,撰成《脉经》十卷,篇次《张仲景方论》为三十六卷,大行于世[注十七]。

　　[注一]《李濂医史》:林亿等校正序曰,张仲景《汉书》无传。见《名医录》,云南阳人,名机,仲景乃其字也。举孝廉,官至长沙太守,始受术于同郡张伯祖,时人言:识用精微过其师。《医说》《张仲景方序论》云:张伯祖南阳人,性志沉简,笃好方术,诊处精审,疗皆十全,为当时所重。同郡张仲景异而师之,因有大誉。《太平御览·何永别传》云:同郡张仲景总角造永,谓曰:君用思精而韵不高,后将为良医。卒如其言。永先识独觉,言无虚发。《古今医统》作"何颙"。《襄阳府志》:张机,字仲景,南阳棘阳人。《河南通志》:张机,涅阳人。案《后汉书·郡国志》:荆州刺史部郡七,南阳,南郡,江夏,零陵,桂阳,武陵,长沙。其棘阳,涅阳,皆南阳郡所属城。棘阳今湖北省枣阳县。涅阳,今河南省南阳县。何颙字伯求,《后汉书·党锢列传》。

　　[注二]《医说》引《仲景方论序》。

　　[注三] 皇甫谧《甲乙经序》:《太平御览》卷七百三十九《何永别传》,张仲景过山阳王仲宣,谓曰,君体有病,后年三十当眉落。仲宣时年十七,以其言实远不治,后至三十疾果落眉。又卷七百二十二《何永别传》:王仲宣年十七,尝遇仲景,仲景曰:君有病宜服五石汤,不治且成,后年三十当眉落。仲宣以其贯长也远,不治也。后至三十病果成。竟眉落,其精如此。仲景之方术,今传于世。

　　案:孙思邈《千金翼方序》云,仲景候色而验眉,盖本诸此。又《抱朴子·内篇》卷第五云:仲景穿胸以纳赤饼。陆九芝曰:此不类仲景所为,或以华元化有涤藏缝肠之事,而仲景与之齐名,遂附会其说欤。

[注四]《襄阳府志》:《后汉书·袁术传》初平三年,术据南阳。建安二年僭号自称仲家,时天旱岁荒,士民冻馁,江淮间相食殆尽。

[注五]《千金方》。

案:此段之文,与《金匮》首篇多相发明,惟六识乃出六朝后之佛书,仲景曷尝有此语,其为孙氏所增无疑,观引论集二段文自见。

[注六]《金匮玉函经》《千金方》。

案:此篇二百五十八字,将一部《伤寒杂病论》汤液散丸之功用、汗下温灸之原理,阐发无余蕴,学者所当深玩也。又案:《序例》成氏注云"《金匮玉函》曰",则《千金方》引此题曰"张仲景"信矣。华氏《中藏经》亦载此篇,其文少异,盖后人伪纂也。濒湖未审,《本草纲目序例》作"华佗曰",误矣。又《序例》"土地温凉高下不同"一节,《外台》《总病论》皆作"王叔和曰"云云,而《本草纲目序例》题"张仲景曰",其以仲景之言为华佗,以王叔和之言为仲景,失于审辨也殊甚。今特考明,附论于此。

[注七]《金匮玉函经》:此段叙经方所以不取珍贵药品之意,仁人之言,其利溥哉!

[注八]《千金方》:此段文盖序附《禽兽鱼虫》《果实菜谷禁忌》二篇——于杂病论后之意,魏、尤二氏以《杂疗方》等三篇,断为后人伪托,而竟删之!过矣。

[注九]《本书论集》。

案:《梁七录》"《张仲景辨伤寒》十卷";《隋书·经籍志》"《张仲景方》十五卷,《辨伤寒》十卷,《评病要方》一卷,《疗妇人方》三卷";《唐书·艺文志》"王叔和《张仲景药方》十五卷,《伤寒杂病论》十卷";《宋史·艺文志》"《脉经》一卷,《五藏荣卫论》一卷,《伤寒论》十卷,《金匮要略方》三卷,《疗黄经》一卷,《口齿论》一卷,《金匮玉函》八卷"。林亿等校正序曰:张仲景为《伤寒杂病论》合十六卷,今世但传《伤寒论》十卷,杂病未见其书,或于诸家方中,载其一二矣。翰林学士王洙在馆阁日,于蠹简中得仲景《金匮玉函要略方》三卷,上则辨伤寒,中则论杂病,下则载其方,并疗妇人,乃录而传之士流,才数家耳。今先校定张仲景《伤寒论》十卷,总二十二篇,证外合三百九十七法,除复重定有一百一十二方,次校定《金匮玉函经》,今又校成此书,仍以逐方次于证候之下,使仓卒之际,便于检用也。又采散在诸家之方,附于逐篇之末,以广其法,以其伤寒文多节略,故所自杂病以下,终于饮食禁忌,凡二十五篇,除重复合二百六十二方,勒成上、中、下三卷,依旧名曰《金匮方论》。此仲景书自汉建安十年,至宋治平二年,上下八百五十六年,分合隐显之大概也。《太平御览》引高湛《养生论》云:"王叔和编次《张仲景方论》为三十六卷,大行于世。"《千金方·伤寒门》云:"江南诸师,秘仲景要方不传。"今考《千金方》所载《金匮》

方论十之八九,亦载《伤寒论》,惟甚简略,疑即王洙由馆阁所获之本。孙氏晚年始获《伤寒论》收载之于《翼方》,后天宝中王焘撰《外台秘要》中载仲景《伤寒论》方,合今《金匮》计一十八卷,与史志所载卷数皆不合。盖椠板印刷之术始于五代冯道,其先书籍皆由抄写,故分卷各不同也。孙兆《外台秘要疏》云:"张仲景《集验》《小品》最为名家,今多亡逸。"是知仲景尚着有《集验》《小品》二种,其书久佚,今惟于《外台秘要》中得窥其涯略。

[注十]《文献通考》引陈振孙书目题辞。

[注十一]陶弘景《名医别录序》:《阴证略例》文璐公云,仲景为群方之祖,《唐书·于志宁传》本草所载郡县多在汉时,疑张仲景华佗窜记其语别录者。

[注十二]《襄阳府志》。

案:孙奇校《金匮方论序》云,臣奇尝读《魏·华佗传》云,出书一卷,曰此书可以活人。每观华佗凡所疗病,多尚奇怪,不合圣人之经。臣奇谓活人者,必仲景之书也。朱肱《活人书》张蒇序云:华佗指张长沙《伤寒论》为活人书,昔人又以《金匮玉函》名之,其重于世如此。然其言雅奥,非精于经络不可晓会,府志之言,盖有所本。巢氏《病源》云:华佗之为治,或刳断肠胃,涤洗五藏,不纯任方也。仲景虽精不及于佗,至于审方物之候,论草石之宜,亦妙绝众医。

[注十三]《襄阳府志》。

案:时贤(丁仲祜《历代名医列传》)附论,谓"考《后汉书》《三国志》,自孙坚为长沙太守后,灵、献之间无仲景守长沙之日"云云。今考《灵帝纪》,孙坚为长沙太守,在中平四年,上距建宁纪元一十八年。盖仲景为长沙太守,在建宁年间,值党锢事起,旋即致仕,故其佚事,见于《何颙别传》也。又方中行《伤寒条辨》载张松北见曹操,以其川中医有仲景为夸。陆九芝云:"仲景入川,事无可据,明是稗官家言。"考《后汉书·袁术传》:卫畏卓之祸,出奔南阳,会长沙太守孙坚,杀南阳太守张咨,引兵从术,表上术为南阳太守(献帝纪事在初平元年)。初术在南阳,户口尚数十百万,而不修法度,以钞掠为资,奢恣无厌,百姓患之。《刘焉传》:初南阳三辅民数万,流入益州,焉悉收以为众,名曰"东川兵"(事在兴平元年)。建安十三年,曹操自将征荆州,璋乃遣使致敬,操加璋振威将军,璋因遣别驾从事张松诣操。然则仲景入川,盖在初平年间。袁术据南阳时,其后刘备袭川,旋即归隐,故其事迹无所表见。《易》称潜龙之德,仲景有焉。陆氏所谓"稗官家言",盖指《三国演义》。然所载张松云云,绝非杜撰,但书阙有间,无所质证尔,故附辨于此。

《南阳人物志》张玑又得阳劢公之传,精于治疗。一日入桐柏山觅药草,遇一病人求诊,仲景曰:子之腕有兽脉,何也?其人以实具对,曰:吾乃峄山老猿也。仲景囊中丸药界之,一服辄愈。明日肩一巨木至,曰此万年桐也,聊以相报。仲景斫为二琴,一曰古猿,一曰万年(见《古琴记》)。元嘉冬,桓帝感寒疾,召玑调治,病经十七日,玑珍视曰:正伤寒也。拟投一剂,品味辄以两计,密覆得汗如雨,及旦身凉,留玑为侍中。玑见朝政日非,叹曰:君疾可愈,国病难医。遂挂冠遁去,隐少室山。及卒,葬宛城东二里许,后人尊为医圣。

案所志的云仲景事迹,涉于怪诞,且名时不符,有类齐谐,无足辨也。

[注十四]《南阳县志》:徐忠可《金匮要略论注》"张仲景灵异记"云,兰阳诸生冯应鳌,崇祯戊辰初夏,病寒热几殆。夜梦神人金冠黄衣,以手抚其体,百节通豁。问之,曰我汉长沙太守,南阳张仲景也。今活子,我有憾事,盍为我释之。南阳城东四里有祠,祠后七十七步有墓,岁久湮没,将穿井于其上,封之惟子,觉而病良愈。是秋应鳌即千里走南阳城东,访先生祠墓于仁济桥西,谒三皇庙,旁列古名医,内有衣冠须眉,宛如梦中见者,拭尘视壁间,果仲景也。因步庙后求先生墓,已为明经祝丞蔬圃,语之故,骇愕不听。询之父老,云庙后有古冢,碑记为指挥郭云督修唐府烧灰焚毁。应鳌遂记石庙中,而去。后四年园丁掘井圃中,丈余得石碣,果先生墓,与应鳌所记,不爽尺寸。下有石洞幽窈,闻风雷声,惧而封之。应鳌以寇盗充斥,不能行。又十年余,应鳌训叶。叶隶南阳,入都谒先生墓。墓虽封,犹在湁流畦壤间也。问其主,易祝而包,而杨,杨又复归包。包孝廉慨然捐其地,郡丞汉阳张三异闻其事而奇之,为募疏,请之监司僚属,输金助工,立专祠。重门殿庑,冠以高亭,题曰"汉长沙太守医圣张仲景祠墓"。耆老陈诚又云,祠后高皋,相传为先生故宅,迄今以张名巷。巷之西有张真人祠,名额存焉,祀张仙,或传之久而误也。祠墓成于顺治丙申年,距戊辰已三十稔云。节录桑芸张仲景祠墓记,及冯应鳌医圣张仲景灵应记。

按:仲景墓在今南阳县东郭北隅,医圣祠内。墓高八尺,东距郭垣仅五步。考南阳环城郭寨,建筑于清同治五年。三皇庙在祠南七十步,其中神像于民国十七年,为驻军所毁。仁济桥在庙东,郭寨外。而冯应鳌明崇祯元年所刊之记事碑,湮没者三百余年,余于癸酉孟冬获见,舁竖殿左,并撰制楹联,文曰"道纤农黄,德侔孔孟",悬诸殿前,借表景仰之诚云。

[注十五]《医说》引仲景方序。

[注十六]《太平御览》引张仲景方序。

《千金方》卷二十六《食治方序论》云:河东卫汛记曰,扁鹊云,人之所依者形也,乱于和气者病也,理于烦毒者药也,济命扶危者医也。安身之本,必资于食。救疾之速,必凭于药。不知食宜者，不足以存生也。不明药忌者，不能以除病也。是故食能排邪而安藏府，悦神爽志以资血气，若能用食平，痾释情遗疾者，可谓良工，长年饵老之奇法，极养生之术也。夫为医者，当须先洞晓病源，知其所犯，以食治之。食疗不愈，然后命药，药性刚烈，犹若御兵，兵之猛暴，岂容妄发，发用乖宜，损伤处众，药之投疾，殃滥亦然。又《千金翼方》卫汛称扁鹊云：安身之本，必须于食，救疾之道，惟在于药，不知食宜者，不足以全生。不明药性者，不能以除病。故食能排邪而安藏府，药能恬神养性以资四气，故为人子者，不可不知此二事。是故君父有疾，期先命食以疗之。食疗不愈，然后命药。故孝子须深知食药二性，其方在《千金方》第二十六卷中。

[注十七] 东晋张湛《养生方》。

皇甫谧《甲乙经序》："近代太医令王叔和，撰次仲景选论甚精，指事施用。"唐甘伯宗《名医传》："仲景作《伤寒论》错简，迨西晋高平人王叔和撰次成序，得成全书。"《太平御览》引高湛《养生论》云："王叔和性沉静好著述，考核遗文，采摭群论，撰成《脉经》十卷，编次《张仲景方论》为三十六卷，大行于世。"高保衡等校定《伤寒论序》云："自仲景于今八百余年，惟王叔和能学之。"成无己曰："仲景之书逮今千年，而显用于世者，王叔和之力也。"按：王叔和于仲景书虽无所发明，而传经之功自不可没。仲景旧论，赖之以存。附入各篇皆题辞叙明，后人不察竟以增入各篇为王叔和之伪托，甚至疑其变乱仲景原文，过矣。今附诸仲景传后，以彰其功。

又案：《伤寒论》注以成无己为最先。无己聊摄人，生于宋嘉祐治平间，后聊摄地入金，遂为金人。徐镕曰：聊摄七十八岁撰成《明理论》，八十岁时注完《伤寒论》，未暇注《金匮论》，所以俗医分为二门，致今时众口一辞，诮仲景能治伤寒而不能疗杂证，冤哉！陆九芝曰：仲景《伤寒论》见《隋书·经籍志》，隋时必有定本，惜无可考。今案成无己于原文"坚"字皆作"硬"，疑皆避隋文帝讳。《脉经》作"坚"，《千金翼》仍作"坚"，可见聊摄所据，尚是隋时原本，是可贵矣。《金匮》注，以赵以德为最先，陆九芝曰："赵氏名良仁，元末长洲人，从丹溪学，渊源有自，皆必读之书。"又曰："注伤寒者，明时已有五十余家，今则百余家矣，其篇次各不同，欲得《伤寒论》原次，必要读《千金翼》。"

历代名医评赞

皇甫士安曰：伊尹以元圣之才，撰用《神农本草》以为《汤液》。汉张仲景论广《汤液》为十数卷，用之多验。近世太医令王叔和，撰次仲景遗论甚精，皆可施用。

陶隐君曰：惟张仲景一部，最为众方之祖。又悉依本草，但其善诊脉，明气候，以意消息之尔。

孙思邈曰：伤寒热病，自古有之，名贤睿哲，多所防御。至于仲景，特有神功，寻思旨趣，莫测其致，所以医人，未能钻仰。

成无己曰：自古诸方历岁浸远，难可考评。惟仲景之方，最为众方之祖。是以仲景本伊尹之法，伊尹本神农之经，医帙之中，特为枢要，参今法古，不越毫末，乃大圣之所作也。

刘河间曰：自黄帝之后二千五百有余年，有仲景方论一十六卷，使后之学者，有可依据。又曰：仲景亚圣也，虽仲景之书未备圣人之教，亦几于圣人焉。

李东垣曰：易水张先生云，仲景药为万世法，号群方之祖，治杂病若神。后之医者宗《内经》法，学仲景心可以为师矣。

王海藏曰：余读医书几十载矣，所仰慕者仲景一书为尤，然读之未易洞达其趣。又曰：折中汤液，万世不易之法，当以仲景为祖。又曰：《金匮玉函要略》《伤寒论》，皆张仲景祖神农，法伊尹，体箕子，而作也。

朱丹溪曰：仲景诸方，实万世医门之规矩准备也。后之欲为方圆平直者，必于是而取则焉。

或问曰：《要略》之方，果足用乎？曰：天地气化无穷，人身之病亦变化无穷，仲景之书，载道者也。医之良者，引例推类，可谓无穷之应用。借令略有加减修合，终难逾越矩度。又曰：圆机活法，《内经》具举，与经意合者，仲景书也。仲景因病以制方。

李梴曰：独有汉长沙太守张仲景者，揣本求源，探微索隐，取《内经》大小奇偶之制，定君臣佐使之法，而作医方，表里虚实，看千载不传之秘，乃大贤亚圣之资，有继往开来之功也。

方中行曰：昔人论医，谓前乎仲景，有法无方，后乎仲景，有方无法，方法具备，惟仲景此书。然则此书者，尽斯道体用之全，得圣人之经而时出者也。后有作者，终莫能比德焉。

喻嘉言曰：张仲景《伤寒论》一书，天苞地符，为众法之宗，群方之祖。

徐灵胎曰：仲景之治病，其论藏府经络，病情传变，悉本《内经》，而其所用之方，皆古圣相传之经方，并非私心自造。间有加减，必有所本，其分两轻重，皆有法度。其药悉本《神农本草》，无一味游移假借之处。非此方不能治此病，非此药不能成此方，精微深妙，不可思议。药味不过五六品，而功用无不周，此乃天地之化机，圣人之妙用，与天地同不朽者也。

陈修园曰：仲景书本于《内经》，法于伊尹，《汉书·艺文志》及皇甫谧之言可据。盖《内经》详于针灸，汤液治病始自伊尹，扁鹊、仓公因之，至仲景专以方药为治，而集群圣之大成。医门之仲景，即儒门之孔子也。

费伯雄曰：仲景立方之祖，医中之圣，所著《伤寒》《金匮》诸书，开启屯蒙，学者当奉为金科玉律。

日本山田正珍曰：余尝读仲景氏书，观其立法之意，循循然莫不有规矩。说补不偏乎补，说泻不偏乎泻，曲尽机变之妙，以极其源。其文简而达，其法约而中。苟能熟之，则不眩于疾病之多，无憾于法方之少，其为后世虑者，可谓详且备矣。

尾台榕堂曰：长沙为千古用方之鼻祖，然其方则咸出于三代圣贤之精制，长沙特集其大成耳。其方简明正严，条理秩然，宽猛之治，和攻之法，无不周详赅备。故苟能讲习谙练，以精究其意，推广其义，则万病之治，可运之掌也。

（《光华医药杂志》1934 年 7 月、8 月）

张仲景事状考

章太炎 [1]

林亿《伤寒论·序》引甘伯宗《名医录》："张仲景，名机，南阳人，举孝廉，

---

① 章太炎（1869—1936）：初名学乘，后改名炳麟，号太炎，浙江余杭人，清末民初民主革命家、思想家、著名学者，研究范围涉及小学、历史、哲学、政治等，亦于医学颇有研究，著有《章太炎猝病新论》《霍乱论》等医书。

官至长沙太守,始受术于同郡张伯祖,时人言:识用精微过其师。"

《太平御览》七百二十二引《何颙别传》:"同郡张仲景总角造颙,颙谓曰:'君用思精而韵不高,后将为良医。'卒如其言。颙先识独觉,言无虚发。王仲宣年十七,常遇仲景。仲景曰:'君有病,宜服五石汤,不治且成,后年三十当眉落。'仲宣以其贯长也,远不治也。后至三十,病果成,竟眉落,其精如此。仲景之方术,今传于世。"

皇甫谧《甲乙经·序》,仲景见侍中王仲宣时,年二十余,谓曰:"君有病,四十当眉落,眉落半年而死,令服五石汤可免。"仲宣嫌其言忤,受汤勿服。居三日,见仲宣,谓曰:"服汤否?"仲宣曰:"已服。"仲景曰:"色候固非服汤之诊,君何轻命也?"仲宣犹不言。后二十年,果眉落,后一百八十七日而死,终如其言,此事虽扁鹊、仓公无以加也。仲景论广伊尹《汤液》为数十卷,用之多验。

《抱朴子·至理》篇:"仲景穿胸以纳赤饼。"

案:何颙在《后汉书·党锢传》"南阳襄乡人",《别传》言"同郡张仲景",则《名医录》称"仲景南阳人"信矣。颙于郭泰、贾彪为后进,而能先识曹操、荀彧,仲景与操、彧殆行辈相若者也。颙《别传》载王仲宣年与《甲乙经序》不同,寻《魏志·王粲传》"建安二十一年,从征吴,二十二年道病卒,时年四十一",然则《甲乙经序》称"年四十眉落,后一百八十七日而死",视《何颙别传》为得实,仲宣终于建安二十二年,前二十年遇仲景,时建安二年也。《魏志》粲年十七,以西京扰乱,乃之荆州依刘表。仲景生南阳,仕为长沙太守,南阳长沙,皆荆州部,故得与仲宣相遇。然据《刘表传》及《英雄记》:"长沙太守南阳张羡叛表,表围之,连年不下,羡病死,长沙复立其子怿,表遂攻并怿。"《桓阶传》:"太祖与袁绍相拒于官渡,表举州以应绍,长沙太守张羡举长沙及旁三郡拒表,则建安四五年间事也。"羡父子相继据长沙,仲景不得为其太守,意者先在荆州,与仲宣遇,表既并怿,仲景始以表命官其地,则宜在建安七年后矣。南阳张氏,自廷尉释之以来,世为甲族,故《广韵》列张氏十四望,南阳次于清河,仲景自序,亦称"宗族素多",其与羡怿或为一宗,表亦无所忌,观桓阶说羡拒表,城陷自匿,表尚辟为从事祭酒,则于张氏同族,愈无嫌恨可知也。何颙尝与王允谋诛董卓,未遂而卒,计卒时未笃老,仲景则为其所奖进者,自序称建安纪年以来,犹未十稔,是在建安七八年中,《伤寒论》于是始作,上与何颙相校,其时不过中身也。《抱朴》称仲景穿胸以纳赤饼,其绝技乃与元化相类,而法不传。魏晋间人,多以元化、仲景并称,其术之工相似也。计元化长于仲景盖数十岁,何以明之?《魏志·华佗传》:时人以为年且百岁,而貌有壮容,为太祖所收,荀或请含宥之,太祖曰:不忧天下当无此鼠辈邪!遂考竟佗。或以建安十七年死,元化死复在其前,而年且近百岁,其视仲景,盖三四十年以长,然两人始终无会聚事,穿胸之术,亦不自元化得之。《抱朴·至理》篇,淳于能解颅以理脑,元化能刳腹以浣胃,此则仓公已有刳治之术,仲景、元化盖并得其传者也。元化临死出一卷书与狱吏曰:此可以活人。孙奇以为即《金匮要略》,亦无据,寻《抱朴·杂应》篇,余见戴霸、华佗所集《金匮绿囊》《崔中书黄素方》及百家杂方,五百许卷,明元化书亦称《金匮》,奇乃误以仲景相傅耳。仲景处荆州,元化谯人,踪迹多在彭城广陵间,故两人终身不相遇,且《甲乙经序》称华佗性恶矜技,焉肯谓佗人书能活人也?仲景在《后汉书》《三国志》皆无传,《史通·人物》篇曰:当三国异朝,两晋殊宅,若元化、仲景,时才重于许、洛,何桢、许询,文雅高于杨、豫,而陈寿《国志》,王隐《晋书》,广列诸传,遗此不编,今谓仲景事何颙,依刘表,交王粲,所与游皆名士,疑其言行可称者众,不徒以医术著也。

(《中医新生命》1935 年 6 月)

张仲景之伟大贡献

秦伯未[①]

继《内》《难》之后,而以切实之经验,贡献于世人者,则为仲景之《伤寒

---

① 秦伯未(1901—1970):原名之济,字伯未,号谦斋,上海陈行人,出身道医世家,自幼酷爱文学和医学。近代著名中医学家、医学教育家,与严苍山、章次公、许半农等创办中国医学院,著有《秦氏内经学》《内经类证》《内经知要浅解》《清代名医医案精华》《中医临证备要》《谦斋医学讲稿》等。

论》《金匮要略》二书。《伤寒》为时病之金科，《金匮》为杂病之玉律。日本医学，窃中土之绪余，以为三岛文明，弈世钻研，颇有青蓝之胜，如吉益氏父子之精当，丹波氏父子之渊雅，其他若尾台榕堂、山田正珍、中西惟忠等，皆风发踔厉，卓然成家，要其归俱取法于仲景。故日本之认为东方古医学者，即仲景之学，而日本之汉医，直可称为仲景之医学。盖其书不尚空浮之议论，以凭证用药为主，不啻临床之导师。即在吾国，仲景之书，亦在必读，历代各家诠注之可考者，达一百二十种以上，可谓盛矣。

《伤寒》全书，以太阳、阳明、少阳、太阴、少阴、厥阴六经为提纲，后世多主经络脏腑，殊觉穿凿，今特详述以明真义。考方有执云："六经之经，与经络之经不同，六经犹儒家六经之经，犹言部也。"程应旄云："六经犹言界也，亦犹言常也。"又云："《素问》之六经，是一病共具之六经；仲景之六经，是异病分布之六经。《素问》是因热病而原及六经，仲景是设六经以该尽众病。"柯韵伯云："仲景之六经，是经略之经，而非经络之经。"中西惟忠云："六经之名出于《素问》，本是经络之义，而仲景假以分表里之部位，配其脉证，以为之统名也。"山田正珍云："《伤寒论》六经之目，虽取诸《素问》，非以经络言也，假以表里脉证而已，故观全论，无一及经络者。"藤本廉云："三阴三阳之目，何为而设焉？凡疾病有六等之差，而地位脉证不相同也。"概观诸说，皆以六经为病位之假称，而不取于经络之义。盖阴阳者，天地造化之本，四象判焉，万物生焉。圣人所以立为天之道，而医之言阴阳亦既尚矣。庄子言病为阴阳之患。医和论六气为阴淫寒疾，阳淫热疾。晏子解景公病曰所病者阴，日者阳，一阴不胜二阳，故病将已。班固之原医经云血脉、经络、骨髓、阴阳、表里，以起百病之本，死生之分。是阴阳者不出寒热表里之义，寒有紧慢，热有微剧，表有浅深，里有闭脱，其间不能无始中终、上中下之区别，于是立三阴三阳之目，以该尽病情病机，犹天之阴阳无不统万物也。学者苟领会斯旨，庶几许窥作者之微意乎！

述仲景书者，以《医宗金鉴》本较为平正。其他柯韵伯之《伤寒论注》、程云来之《金匮直解》、尤在泾之《伤寒贯珠集》《金匮心典》等，俱有独到之处，可资参考。兼收各家之说以便检查者，则吴考磐之《伤寒论百家注》，尚可采置。至于近人中有不能深求古学，袭取中西之皮毛，强以仲景学说附会于新名词之上，且倡种种不经之邪说，以迷惑青年者，一概摒弃毋阅。盖中医果应研究改进，惟研究云者，当以中医为主体。倘以西医为标准，则无异舍己耘人。亦当处处发挥真义，以期晓畅。倘见古奥而遽尔攻斥，则更无异弃宗灭祖。此辈捣乱有余，建设不足，非特仲景之罪人，亦为中医之败类，与其美其名曰融会中西，毋宁恶其名曰盗名欺世。吾友张山雷君曰：天地之大，何事不可为？而乃借此救人疾苦之仁心，逞彼索隐行怪之伎俩，以惑世俗而博微利，充其流弊所极，淆惑后学之心思，变乱古人之成法，行世愈广，势必误人愈多，洄有感而发也。愿学者各以精锐之目光辟之。

（《国医文献》1936 年春季）

张 仲 景 传

陆九芝[①]

张机，字仲景，南郡涅阳人也。灵帝时举孝廉，在家仁孝，以廉能称。建安中，官至长沙太守，在郡亦有治迹。博通群书，潜乐道术，学医于同郡张伯祖，尽得其传。总角时，同郡何永称之，许为良医。果精经方，有寒食散论解。寒食散寒食药者，世莫知焉，或言华佗，或曰仲景。考之于实，佗之精微，方类单省。而仲景有侯氏黑散、紫石英方，皆数种相出入，节度略同。然则寒食、草石二方，出自仲景，非佗也。且佗之为治，或刳断肠胃，涤洗五藏，不纯任方也。仲景虽精不及于佗，至于审方物之候，论草木之宜，亦妙绝众医。昔神农尝草而作《本经》，为开天明道之圣人。仲景、元化，起而述之，故仲景黄素，元化绿帙，并有名称。而仲景论广《伊尹汤液》为数十卷，用之多验。既至京师，为名医，于当时称"上手"。见侍中王仲宣，时年二十余，曰：

---

① 陆九芝（1818—1886）：即陆懋修，字九芝，江苏吴县（今属江苏苏州）人，清代著名医家，兼通儒医，又精临证，详于训诂，对《内经》《伤寒》均有深入研究，以《内经》之论阐述医理，用仲景之法治疗疾病，著有《世补斋医书文集》《不谢方》《伤寒论阳明病释》《内经运气病释》等。

"君有病,四十当眉落,半年而死。令服五石汤可免。"仲宣嫌其言忤,受汤勿服。居三日,见仲宣,谓曰:"服汤否?"仲宣曰:"已服。"仲景曰:"色候固非服汤之诊,何轻命也!"仲宣犹不信。后二十年,果眉落,一百八十七日而死,终如其言,美哉乎? 仲景之能候色验眉也。居尝慷慨叹曰:凡欲和汤合药针灸之法,宜应精思,必通十二经脉,知三百六十孔穴,荣卫气行,知病所在,宜治之法,不可不通。古者上医相色,色脉与形,不得相失。黑乘赤者死,赤乘青者生。中医听声,声合五音。火闻水声,烦闷干惊;木闻金声,恐畏相刑。脾者土也,生育万物,回动四傍,太过则四肢不举,不及则九窍不通,六识闭塞,犹如醉人,四季运转,终而复始。下医诊脉,知病原由,流转移动,四时逆顺,相害相生,审知藏府之微,此乃为妙也。又曰:欲疗诸病,当先以汤荡涤五藏六府,开通诸脉,治道阴阳,破散邪气,润泽枯朽,悦人皮肤,益人气血。水能净万物,故用汤也。若四肢病久,风冷发动,次当用散。散能逐邪,风气湿痹,表里移走,居无常处者,散当平之。次当用丸,丸药者,能逐风冷,破积聚,消诸坚癖,进饮食,调和荣卫。能参合而行之者,可为上工。故曰:医者意也。又曰:不须汗而强汗之者,出其津液,枯竭而死。须汗而不与汗之者,使诸毛孔闭塞,令人闷绝而死。勿须下而强下之者,令人开肠洞泄不禁而死。须下而不与下之者,令人心内懊憹,胀满烦乱,浮肿而死。不须灸而强与灸之者,令人火邪入腹,干错五藏,重加其烦而死。须灸而不与灸之者,令人冷给重凝,久而深固,气上冲心,无地消散,病笃而死。以宗族二百余口,死者三之二,伤寒居其七,乃引《阴阳大论》云:春气温和,夏气暑热,秋气清凉,冬气凛冽,此则四时正气之序也。冬时严寒,万类深藏,君子固密,则不伤于寒。触之冒者,乃名伤寒耳。其伤于四时之气者,皆能为病。以伤寒为毒者,以其最成杀厉之气也。中而即病者,名曰伤寒。不即病者,寒毒藏于肌肤,至春变为温病,至夏变为暑病。暑病者,热极重于温病也。是以辛苦之人,春夏多温热病,皆由冬时触冒寒冷所致,非时行之气也。凡时行者,春时应暖而反大寒,夏时应热而反大凉,秋时应凉而反大热,冬时应寒而反大温,此非其时而有其气。是以一岁之中,长幼之病多相似者,此则时行之气也。又引《素问》黄帝曰:"夫热病者,皆伤寒之类"及"人之伤于寒也,则为病热"，五百余言，为伤寒日数。著论二十二篇，外合三百九十七法，一百一十三方，自序之，其辞曰(文见前，从略)。其文辞简古奥雅。凡治伤寒，未有能出其右者。其书推本《素问》之旨，为诸方之祖，华佗读而善之曰：此真活人书也。灵献之间，俗儒末学，醒醉不分，而稽论当世，疑误视听，名贤浚哲，多所防御。至于仲景，特有神功，乡里有忧患者，疾之易而愈之速，虽扁鹊、仓公，无以加之，时人为之语曰：医中圣人张仲景，江南诸师，秘仲景要方不传。所传之世者，《伤寒杂病论》十卷，或称《方》十五卷，或又称《黄素药方》二十五卷，《辨伤寒》十卷，《评病要方》一卷，《疗妇人》二卷，《五藏论》一卷，《口齿论》一卷，弟子卫汛有才识。

论曰：凡言成事者，以功著易显，谋几初者，以理晦难昭。汉自中世以下，太官大医，异端纷纭，泥滞旧方，互相诡驳。张机取诸理化，以别草木之性，高志确然，独拔群俗。言者虽诚，而闻者未譬，其为雷同者所排，固其宜也。岂几虑自有明惑，将期数使之然欤？夫利不在身，以之谋事则智，虑不私己，以之断义必厉。诚能释利以循道，使生以理全，死与义合也。不亦君子之致为乎？孔子曰：危而不持，颠而不扶，则将焉用彼相矣。左丘明有曰：仁人之言，其利溥哉！此盖道术所以有补于世，后人皆当取鉴者也。机撰著篇籍，辞甚典美，文多，故不载，原其大略，蠲去重复，亦足以信意而感物矣。传称盛德，必百世祀，语云：活千人者，子孙必封。信哉！

(《国医文献》1936 年春季)

【编者按】

民国时期，医家争鸣，百花齐放，涌现了许多中医的新思想、新理论。仲景迄今已近两千年，民国医家对仲景的生平事迹也进行了全面研究，尤其在仲景的名讳字号、生卒年代、师承、生平故事、学术贡献等方面，都有较为深入细致的考证。

《后汉书》及《三国志》均载有张羡为建安时期长沙太守，而无张机仲景，于此，后世所载张羡与张机仲景究竟是否为同一人，实属疑惑。郭象升、谢安之《张仲景姓名事迹考》一文中，就对张羡与张机其人进行了考证，因汉时士大夫除官名之外,多用别名或字号,且名之于字,多有联系。羡,羡慕也;景,景仰也。仲景为汉长沙太守张羡之字,其官名为张羡,而其以医为业时,著《伤寒论》时则署名张机仲景,张羡、张机,或疑为一人。

仲景为一代汤液大师,其年少时即显其才,何颙对其评价甚高:"君用思精而韵不高,后将为良医。"后诊治王仲宣医案,可见仲景辨证之精。

《伤寒论·序》:"余宗族素多,向余二百,建安纪年以来,犹未十稔,其死亡者,三分有二,伤寒十居其七。感往昔之沦丧,伤横夭之莫救,乃勤求古训,博采众方……为《伤寒杂病论》,合十六卷。"仲景未提及其师承,似自学而成。皇甫谧乃仲景入室弟子,其《甲乙经·序》"伊尹以亚圣之才,撰用《神农本草》以为《汤液》。汉张仲景论广《汤液》为数十卷,用之多验",亦未明言仲景师承所自。但民国医家据《名医录》《医说》《名医别传》等书均认为,仲景乃师承同郡张伯祖,张伯祖为汤液家传经大师,所授为汤液家之经法,故林亿序《伤寒论》有云:"仲景本伊尹之法,伊尹本神农之经。"民国医家对仲景师承脉络的梳理,功莫大焉。

陆九芝仿史书之风,撰《张仲景传》,其文末"论曰"一段,甚为中肯可取,其言"张机取诸理化,以别草木之性,高志确然,独拔群俗"。黄谦所撰《名医小传——张仲景》,引经据典,史料丰富,考证详尽,并附有历代医家对仲景之评价,亦有功劳。

第二章　条文探析

《伤寒论·太阳篇》中风伤寒证治浅说

张山雷[①]

太阳病者,风寒外感之第一步也。足太阳之脉,自头走足,所过之部位最长而广,抑且太阳禀寒水,这气与风寒之邪同气相感,最易翕合,是以风寒袭人,其病必于足之太阳始。昔人恒谓太阳为表病之第一层者,其意盖亦如是,非一层太阳、二层阳明、三层少阳,其经络有深浅之殊也。惟风之与寒尚有阴阳之分,不可混为一例,是以仲圣本论六经,皆有中风、伤寒二者之辨证分治。风为阳邪,感人而为患较轻,故太阳之中风,其证为头项强痛,不若伤寒体痛腰痛、骨节俱痛之甚也。又为恶风则见风而始恶之,不若伤寒常自恶寒之甚也。寒为阴邪,感人而为病较重,故太阳之伤寒,其证为体痛腰痛骨节痛而恶寒,以视中风之桂枝汤证,因大有径庭矣。惟风则称"中",寒则云"伤"。中者,言外邪之来侵,伤者,言正气之受侮,其义本无区别。若互言之,风亦何必不可谓之伤? 寒亦何必不可谓之中(后人以直中三阴之寒邪谓之"中寒",其证固与伤寒异,然阳经受寒,又安见其必不可称为"中寒"。仲景当时固不如后世之伤寒、中寒分作两病也)? 仲师之所谓"中风",实即后世之所谓"伤风"。然仲师不名为"伤"而名为"中"者,是必建安之世尚无"伤风"二字之名称(古人于昏瞀卒仆之病,亦不名以"中风"。《素问》有"血菀于

---

① 张山雷(1872—1934):近代中医学家,名寿颐,江苏嘉定(今上海市嘉定区)人。著有《难经汇注笺正》《中风斠诠》《疡科概要》等。

上，使人薄厥""血之与气，并走于上，则为大厥"，两条可证。今之中风病，西医号为血冲脑经者，吾国上古已早知其血气并于头脑矣。而古人之所谓"中风"，正是风寒外感。王秉衡《重庆堂随笔》亦谓《伤寒论》之"中风"即后世之"伤风"，"伤"与"中"字义无殊）。乃后人之为《伤寒论》作注者，且谓仲师不名为"伤风"而曰"中风"者，正恐与鼻塞声重之伤风相混，则过于重视《伤寒论》而误谓论中所述必非轻淡之病本浅近也，而谬以为艰深，遂屏本论而不敢读，并致疑于论中诸方而不敢用，此仲圣书之所以束诸高阁而医学之所以一落千丈也。其亦思太阳中风止是风寒外侵之初步，而桂枝方中桂、芍、甘、姜诸味，止是和调营卫、极轻极淡之功用乎？即曰伤寒之麻黄汤证，其病较重，然亦止是寒邪袭于经络，闭塞玄府，遏郁肺气为害。而桂、甘、麻、杏又不过开泄腠理，疏解外邪，宣通肺气而已，无余义。病固世间恒有之病，即药亦世间恒用之药。轻描淡写，中病已足，何尝有药重病轻之弊？以视后人之九味羌活、柴葛解肌等方温升爆烈，利害何如？况乎仲圣百十三方绝无猛悍峻属之物，用之得当，宁独伤寒温热皆收一鼓荡平之效，即杂病之对症而借用者，亦复不可胜计。盖有是病即用是药，针锋相对，则药得以效其长，而病魔无不退避三舍。古方中之最平易而近人情者，固莫若仲圣，以视六朝隋唐之世，或则乌、附大毒，复叠重累，或则金石峻烈，刚爆犷悍者，相去奚可以道里计？故欲求医学之共趋正轨，必善学仲圣而后可，欲仲圣学之与人共喻，必知其方药之平易近人而后可。奈何古今注家，犹有过求其深而说得迷离恍惚不可思议者，几何不使仲圣之学绝迹于天地间也。大可概已！

（《绍兴医药学报》1921 年 2 月）

【编者按】

张山雷认为中风即为伤风，故伤寒、中风均为风寒袭人，属太阳病，风寒外感初起。麻黄汤、桂枝汤是因证治之，起疏解外邪，开泄腠理之功，有是病用是药，且药物均为常用，不必顾忌。此说值得当今临床重视，外感病早期当以辛温发汗解表为治。

病痰饮者当以温药和之论

陈 杰

痰饮之名,始于仲景,详见《金匮》卷中,有二饮、四饮、五饮之别。二饮者,留饮、伏饮也。四饮者,悬饮、支饮、溢饮、痰饮也。五饮者,心、肝、脾、肺、肾,以水在何藏而名之也。分而言之,虽有二饮、四饮、五饮之异,合而言之,总名痰饮也。姑以痰饮论之,则痰之与饮,又有别焉。水之稠者为痰,稀者为饮。水得阳煎熬为痰,得阴凝聚为饮。痰浊而饮清。痰因于火,饮因于湿也。或曰:谓痰为阳物,饮为阴物可乎? 余谓不可。夫痰生于脾,湿胜则精微不运,从而凝结也。饮生于胃,寒留则水液不行,从而泛滥也。然皆津液所化而成,谓痰为阳所化,饮为阴所凝则可,谓其体质有阴阳冷热之不同则不可也。夫津液者水也,水可谓其热乎? 今夫人身之所贵者水耳,天一生水,有气以为之母,有胃以为之海。故饮入于胃,游溢精气,上输于脾,脾气散精,上归于肺,通调水道,下输膀胱,水精四布,五经并行,如是则津液布于周身,气血充于肌肉,何病之有? 及其水不通调,日积月累,转为游浊,而痰饮成矣。是故痰饮之患,未有不起于脾胃者,因脾虚则能生湿,且失常度,不散精气,脾不散精,肺不通调,水精不布,以是津液化而为痰饮也。但人身上下左右,五藏六府,有一毫阳气不到之处,即为水之所伏留。盖阳得充足,则阴气化为津液,以资灌溉,而奉生身。阳失运行,则阴气即化为水而成病,其为阴盛之病无疑。仲圣云:"病痰饮者,当以温药和之。"甚得其旨! 夫痰饮原由脾胃失其健运,水湿所酿而成,其性属湿,而为阴寒之邪。阴得阳化,自然之理,故当温药和之,即所以助阳而胜湿,俾脾胃协和,得其权司,则痰饮自除。言和之者,则不专事温补,即有行消之品,亦概例于温药之中,方谓之和之,而不可谓补之益之也。虽痰饮之邪,初亦因虚而成,惟痰亦有质之物,必稍兼开导,始能化散。以《金匮》中之苓桂术甘汤,为治痰饮之总剂也。己椒苈黄丸、厚朴大黄汤,则温下法也。苓甘五味姜辛,则以温中为降逆者也。大小青龙汤,则温而散者也。五苓散泽泻汤,则温而疏泄水道者也。虽泄下热如芒硝,清胃热如石膏,皆参见温药之中,而未尝专用,可以得其要领矣。

(《中医杂志》1921年12月)

【编者按】

本文对"病痰饮者,当以温药和之"说理较为详细,值得借鉴学习。

论厥阴阳明渴饮及治法

秦伯未

治病之道,以六经为主,故病之见证,虽略有相同,而治法乃异。厥阴为六经之末,三阴之尽,伤寒传经至厥阴,可谓极矣。然阴之尽,乃阳之始,其标本则寒,其中气则热。中气者,少阳也。厥阴与少阳相表里,相火寄于肝脏,故其病有寒热混淆,有从阴化、从阳化之分。消渴者,即厥阴从少阳阳化之病也。厥阴为病,风火盛行。夫风能燥湿者也,火能烁阴者也,木能克土者也,火能刑金者也。胃为土,乃生津液之源;肺为金,乃布津液之脏。胃既被克,肺既受刑,则阴自燥而湿自烁,津液何由而生?消渴乌得不成?故虽曰厥阴病,而消渴仍关于胃中,因其有囊缩烦满厥阴诸症名之耳。治之者,见其渴少少与饮之,则自止。若下之,则犯阴邪禁下之例矣。况胃土既因被克而虚,下之益虚其虚,土虚极必下利不止,而渴则未必能已也。阳明为二阳,五脏六腑之海,有经之为病,有府之为病。经病则无渴,但唇焦漱水耳,其有渴者,乃阳明府病也。邪未结聚,其势散漫而口渴者,白虎汤滋其阴,是增水清热法也。邪已结实,腹痛便闭而口渴者,承气汤攻其实,是釜底抽薪法也。按证治之,无不立愈。若遇当清而不清,当攻而不攻,则燥而干,干而死矣。厥阴、阳明二经之气化不同如此,故病形虽似,而病情不侔。病情既异,所以治法,自不得不因之而异矣。

(《中医杂志》1922年3月)

【编者按】

　　厥阴病是疾病发展的终末阶段,正气与邪气作最后的较量,如阳回正气胜则证转阳经病,据证可用清法或下法,邪去则津存,口渴自愈。如阳衰邪气胜,则不可攻,阴阳两竭,预后不佳。

阴病得阳脉者生论

秦伯未

　　天地之道,不外阴阳,人身亦然。故万有不齐之病,万有不齐之脉,皆以阴阳统之。阳病则见阳脉,阴病则见阴脉,此一定之理。如中风属阳,其脉浮滑,虚劳属阴,其脉沉细,是已。然则阴病得阳脉,于理为逆,仲景反言生者,何耶?盖阴病者,指虚寒里藏也。阳脉者,谓浮大滑动数也。以阴寒之病,而当阳热之脉,是尤隆冬之际,而遇新春之令,万物虽未抽芽,而生机日进,其生必矣。矧阴主里,阳主表,阴病见阳脉,乃阳气内伏,阴邪外出,即藏邪由里还表之机,病有不愈者乎?故厥阴下利,寸脉浮数者生;厥阴中风,脉微浮为欲愈。以厥阴属阴,浮数属阳,阴得阳则生也。然尝考之,阴病亦有得阳脉以死者矣。如泄而脱血,伤其阴也,脉应静细,而反得洪大之脉,则知气将外脱矣。少阴下利,热伤阴也,脉应微弱,而反得大之阳,则知阴更受制,而利不止矣。虽属于阳,反遭其损,又安能以"阴病得阳脉者生"一语以蔽之哉?柯韵伯乃以阳脉为胃脘之阳,善哉言乎!《内经》曰:阳有五,五五二十五阳。又曰:有胃气则生,无胃气则死。是阳脉者,乃五藏之阳和发现,胃脘之阳气盘旋。夫病既属阴,里寒必甚,而犹能发现五藏胃脘之阳和,此为阳进阴退之象,方可断其必生。否则彼所谓阳脉者,安知非阴不敛阳,而阳暴于外之阳脉,而何以必其阳气内伏,而阴邪外出之阳脉哉?故徒以浮大滑动数为衡,而不以胃气为根,未有不败者也。然则仲景此语,盖有深意存乎其间,岂浮躁者所能窥耶?

(《中医杂志》1922 年夏月)

《伤寒论·辨脉法》:"问曰,脉有阴阳,何谓也? 答曰:凡脉大、浮、数、动、滑,此名阳也。脉沉、涩、弱、弦、微,此名阴也。凡阴病见阳脉者生,阳病见阴脉者死。"所谓阴病如秦伯未所言乃里虚寒证也,见大、浮、数、动、滑五阳脉,乃病有转机,生机重现也,自然生。反之亦然。然需要指出的是阴病所见之阳脉当为真阳脉,即有根的真阳实之脉,而非虚阳外浮之假阳脉,即如秦伯未所说的是有胃气之根的阳和之脉。

论少阴三急下证答丁甘仁先生

曹颖甫[①]

予今年秋七月,谒丁甘仁先生,承问少阴三急下证,疑及自利清水一条,且曰承气汤一方,于阳明为宜,少阴病而不见阳明脉证,何以决其为承气汤证乎? 予当时匆遽,无以应也。今特援急下之理,总其纲要而畅言之。少阴为阴枢,阖则从足少阴寒化,寒化者水盛,故于法宜温;开则从手少阴火化,火化则土敦,故于法宜下。今观三急下证,一则"得之二三日,口燥咽干",一则曰"口干燥",一则曰"腹胀不大便",是皆燥土用事,为火逆土敦之象。固知少阴三急下证,为手少阴君火用事,延及阳明之候,其不谓之阳明证者,以病机发于少阴君火,而非阳明本病也。若世俗所谓急下以救阴,犹臆说也。然则自利清水色纯青者,见证略近太阴,得毋疑于脾湿下陷乎? 曰:此即世俗所谓热结旁流也。少阴君火不自用,少阳相火,实代司其权。少阳之火炽,则胃中胆液,以土燥不容而迫注于大肠,火逆土敦之象,正当于"心下痛"三字辨之。夫心下为胃脘,心下痛,即《阳明篇》胃家实之变文,以是知自利清水色纯青,正胆火承君火下行,

---

① 曹颖甫(1868—1937):近代著名经方大家,中医教育家。名家达,号鹏南,晚年自署拙巢老人,江苏江阴人。著有《伤寒发微》《金匮发微》《经方实验录》《曹颖甫医案》等。

为阳明化燥之原。陈修园以纯青为肝木之色,火得木助,一水不能胜二火,犹非实论也。且经不云少阳善泄乎?自利清水,其色纯青,非即善泄之明验乎?盖少阴为病,水胜土虚则下利,甚则恶寒身倦,手足逆冷,而为不治之证。又其甚,则脉不至,不烦而躁,而为必死之证。若夫恶寒倦卧同,而手足温者可治。脾主四肢,四肢温,则脾阳犹未绝也。时自烦,欲去衣被者可治。盖烦出于心,心烦而身热,则君火虽盛,中宫燥土,尚有生化之原也。可见少阴一证,从寒化者难治,从火化者易治。虽当火逆土敦之候,急下即可以全生,不似独阴无阳之绝无生理,是即《平脉篇》所谓"少阴负趺阳为顺也"。敢布刍言,希高明裁度焉。

(《中医杂志》1923 年 12 月)

【编者按】

曹颖甫本文所言:"盖烦出于心,心烦而身热,则君火虽盛,中宫燥土,尚有生化之原也。可见少阴一证,从寒化者难治,从火化者易治。虽当火逆土敦之候,急下即可以全生,不似独阴无阳之绝无生理,是即《平脉篇》所谓'少阴负趺阳为顺也'。"颇有道理。即阳气来复,病邪热化者可治;阳气虚衰,病邪寒化者不治。而本文对大家理解三阴急下证多有帮助,前篇关于三阴急下证的部分可以结合本文互参。

论少阳太阴两经之正治

张赞臣[①]

夫少阳者胆经也,前有阳明为里,后有太阳为表,两阳交中,故名少阳主

---

① 张赞臣(1904—1993):名继勋,以字行世,晚号壶叟,江苏武进(治今江苏镇江市东)人。世操医业,家学渊博,幼承庭训,受其父伯熙公教诲,在医学方面奠定了基础,后师从谢利恒、曹颖甫等名家。精内、外、妇、儿、五官各科,尤以外、喉科见长。民国时期曾创办《医界春秋》杂志,影响颇大。晚年主编《中医喉科集成》巨著。撰有《中国历代医学史略》《中国诊断学纲要》《张赞臣临床经验选编》《咽喉病新镜》等专著。

半表半里也。仲景特揭口苦、咽干、目眩为少阳之提纲。《经》曰：少阳之上，相火主之。苦从火化，火胜则干，故口苦、咽干。又曰：少阳为甲木。风虚动眩，皆属于木，故目眩也。盖此以主少阳之气化而言也。柯韵伯云：口咽目三者，不可谓之表，亦不可谓之里，是表之入里，里之出表处，所谓半表半里也。三者能开能阖，恰合枢机之象。苦干眩者，皆相火上走空窍而为腑病也。盖少阳经病，曰往来寒热、胸胁苦满、默默不欲饮食、心烦喜呕，以数候为小柴胡之确证，其余兼证尚在，或然或不然，统以小柴胡汤主之。《论》中谓柴胡证，但见一症便是，不必悉具，即此意也。盖柴胡为转枢和解之剂、半表半里之神药也，少阳经只此一汤。仲景立为少阳正治之主脑，随症加减。大抵太阳禁下，阳明禁利小便，少阳本经有三禁，不可汗、吐、利也。其故何哉？因名阳枢，不离半表，而仍不主乎表，故不可发汗，不离半里，而又不全主里，故不可吐、利。故以柴胡和解表里，而为本经之正方也。然则病见往来寒热之证，即知病已涉少阳之经，其往来寒热之义，即在半表半里固矣，而少阳乃阴阳往来之道路，行乎两侧。如时之卯酉，阴阳贞元于子午，而往来于卯酉。故证见往来寒热。胸者少阳脉所循，胁者少阳位所主，苦满者，邪留其处，默默不欲饮食。木邪乘土，有类于纵也。心烦喜呕，木邪上冲，又近于横也，此少阳之正证也。病在阴阳之界，则杂症百出，而邪为风木相火之化，又变动不一。或胸中烦而不呕，或渴，或腹中痛，或胁下痞硬，或心下悸、小便不利，或不渴、身微热，或咳。俱因其人平素阴阳偏胜，各有所见，挟以为病。或烦而不渴，此热犹未结。或渴，则热实津亡，不然则为水气隔阻。或腹中痛，多由寒热杂合。或胁下痞硬，则为木气郁结。或心下悸、小便不利，阳虚而有积可知。或身有微热，湿胜而瘀热在里可知。或咳者也，木气乘肺欲降而不能所致也。凡此类症，又皆附于少阳而见者也，但见一证便是，不必悉具。仲圣正为少阳内证多、杂、歧，令人切认寒热往来、胸胁苦满，可从扼要之处，即宜主之以小柴胡汤，而不必因杂见纷出者淆惑也。纵有应兼治之治，自有小柴胡汤佐使之任，更立加减之法，以匡正方之不逮。如柴胡加桂枝汤、柴胡加芒硝汤、大柴汤等方，虽主病之加减而设，总不出柴胡之规范也。先哲以名小柴胡者，取配乎少阳之义也。至于制方之旨，则所云上焦得通，津液得下，胃气因和尽之矣。方中用柴胡解少阳在经之表寒而从外宣，黄芩解少阳在腑之里热而从内彻。半夏豁痰饮，降里气逆；人参补内虚，而助生发之气；甘草佐柴、芩，调和内外；姜、枣佐参、夏，通达营卫，相须相济，使邪不至向内而外解也。此仲圣治少阳病之正法也。

太阴病其为传经之邪，则自三阳递传而至者，三阳经病邪，传尽不解，则由少阳而传太阴，以太阴为三阴之表也。《经》曰：太阴之上，湿气主之。故仲景以腹满而吐、食不下、时腹自痛、自利益甚而为太阴本证之提纲。然太阴属土而主腹，腹之所以满者，地气不升也。地气不升，则天气不降，故上者不能下而吐，食不下，不能上而自利益甚。太阴湿土主气，为阴中至阴，阴寒在下，而湿气不化，故时腹自痛。若误以满痛为实邪而下之，则阳愈陷而下沉，阴愈凝而不散。仲景言必于胸结硬，有似于太阳之结胸而在下，有似太阳之心下痞而又在上，胸下结硬，乃为太阴误下独见之症，仲景虽未立法，顾可或昧其理而贻误哉。以寒药格阳于上，太阴病何能罢乎。所以论曰脉浮者，必与桂枝汤。误下使之陷者，仍使之升。升者，邪自三阳而来，还使之升越三阳而去。非传经之热，又何以升为哉？夫三阳有合病，以不必由太阳而得外感之邪也。三阴有直中，亦不必由即得外感之邪也。故自利而不渴，则非传经之热，而为直中之寒。太阴脏中本寒，医者则又当另为谛审其证，而治之。不容混言热邪，以贻误矣。若其人脾脏之阳，平素不足，寒湿凝滞，则干运之令不行，行以胃肠水谷不分，而下泄益甚，此欲执升散经邪之法，必不合矣，当宜温之。温之者，温其脏也，与四逆辈。曰辈者，乃指四逆、理中、附子等汤，混而言之。盖太阴正治之主者何？即理中是也，理中者，理中焦而交上下之阴阳也。盖谓阳虚，即中气失守，膻中无发宣之用，六腑无洒陈之功，犹釜薪失焰，故下至清谷，上失滋味，五脏凌夺，吐泄、腹痛诸症所由来也。参、术、炙草，所以守中州，干姜辛以温中，必假之以燃釜薪而腾阳气，是以谷入于阴，长气于阳，上输华盖，下摄州都，五脏六腑皆受气矣，此乃理中之旨，太阴正治之正法也。

凡六经之邪，皆应论其气化所主，为标为本，以分经病、脏腑病，则庶无丝之纷乱而无绪。不然本经即混矣，况合病、并病，及递传之间，或尽得或不尽传之辨,则愈渺茫矣。

(《医界春秋》1927 年 10 月)

【编者按】

张赞臣从表里气化的角度探讨少阳病与太阴病的证治。"方中用柴胡解少阳在经之表寒而从外宣,黄芩解少阳在腑之里热而从内彻。半夏豁痰饮,降里气逆;人参补内虚,而助生发之气;甘草佐柴、芩,调和内外;姜、枣佐参、夏,通达营卫,相须相济,使邪不至向内而外解也。此仲圣治少阳病之正法也。""参、术、炙草,所以守中州,干姜辛以温中,必假之以燃釜薪而腾阳气,是以谷入于阴,长气于阳,上输华盖,下摄州都,五脏六腑皆受气矣,此乃理中之旨,太阴正治之正法也。"两段话体现了这一想法。

热深厥深、热微厥微之原理

丁郁文

厥阴之脏气,禀太阳寒水而中含少阳木火者也。寒水独胜,则四肢为之逆厥。生阳渐复,木火用事,然后转而为热。故本篇举例,以先厥后热不复厥者为自愈,热而反厥者为病进,岂非阴杀阳生之大验乎?是故诸四逆者不可下,惧阳气之下陷也。仲师乃别举厥深热深、厥微热微之例,以明厥之可下者,岂不恤阳气之削弱乎?间尝精而求之。大易扶阳而抑阴,而乾之上九,亦有亢龙之悔,《内经》所谓"亢则害"也。试为原厥与热胜复之理,譬之冬月溃手水雪中,其寒澈骨,未几阳气勃发。若炽炭然,此非厥深热深之理乎?又如寒夜置身冷被中,一时瑟缩不宁,未几而遍身之暖亦随之,岂非厥微热微之理乎?夫太阳之寒束于外,少阳之火潜于内,肝之本脏,失条达之职,不能氤氲畅达,则阳气阻遏于内而不发。故邪愈深,其手足愈厥。少阳受水邪之束缚,势必不能托邪外出,则外厥愈深而不能复,于是有真热假寒之象,故但观其厥即可决其必热。所以然者,或脉伏而尺后大实,或大渴引饮,而阙中时痛,或心下痛而不见下利,或肢冷而不欲近衣。若不待其热而先用大承气以下之,则木气达而太阳之寒水亦解。夫因有下后而及得汗者,否则妄投辛热之品,则助纣为虐矣。试思发汗且口伤烂赤,况可用四逆理中辈乎?

(《医界春秋》1928年1月)

【编者按】

《伤寒论·辨厥阴病脉证并治》:"伤寒一二日至四五日厥者,必发热。前热者,后必厥;厥深者,热亦深;厥微者,热亦微……凡厥者,阴阳气不相顺接,便为厥。厥者,手足逆冷者是也。"所以之后无论白虎汤、当归四逆汤、四逆汤、瓜蒂散、茯苓甘草汤等皆以治疗厥之病源,以达阴阳气相顺接之效,而非一见厥逆即用辛热回阳之品。

辨伤寒论之脚挛急

刘民叔[①]

(一)为仲景之误治。

(二)非仲景之手订。

[原文一]伤寒脉浮,自汗出,小便数,心烦,微恶寒,脚挛急,反与桂枝汤,欲攻其表,此误也。得之便厥,咽中干,烦躁吐逆者,作甘草干姜汤与之,以复其阳。若厥愈足温者,更作芍药甘草汤与之,其脚即伸。若胃气不和,谵语者,少与调胃承气汤。若重发汗复加烧针者,四逆汤主之。

---

① 刘民叔(1897—1960):近现代中医学家,名复,四川成都人。从学于晚清经学大师廖季平,对古(中)医学钻研颇深。民国十五年(1926)移居上海行医。民国二十六年(1937)创立中国古医学会,发展、交流古医学术经验。民国二十九年(1940)任教于上海中医专门学校。刘氏行医40余年,精于内科,兼通妇、儿科。著有《鲁楼医案》《伊尹汤液经》《时疫解惑论》《肿胀编》《华阳医说》《伤寒论霍乱训解》《素问痿论释难》《神农本草逸文考》等。

［原文二］问曰：证象阳旦，按法治之而增剧，厥逆，咽中干，两胫拘急而谵语。师言：夜半手足当温，两脚当伸。后如师言，何以知此？答曰：寸口脉浮而大，浮为风，大为虚，风则主微热，虚则两胫挛，病形象桂枝，因加附子参其间，增桂令汗出，附子温经，亡阳故也。厥逆，咽中干，烦躁，阳明内结，谵语烦乱，更饮甘草干姜汤。夜半阳气还，两足当热，胫尚微拘急，重与芍药甘草汤，尔乃胫伸，以承气汤微溏，则止其谵语，故知病可愈。

上录原文两条，细绎后条文义，疑系魏晋间读《伤寒论》者。所附之治案评注，王叔和编集《伤寒论》时，挽混正文，遂并存之，兹举两条之轻重出入及抵触诸点而为比类于次。

前条"反与桂枝汤，欲攻其表，此误也"与后条"证象阳旦，按法治之而增剧"互看，则桂枝汤、阳旦汤同为攻表之方。后条明言"病形象桂枝"而前条又明言用桂枝攻表为非，乃"因加附子参其间"，以救亡阳，"增桂令汗出"，以温经散寒。又揆以所问词意，则桂枝增桂加附子，显是申明组织阳旦汤之方药。故阳旦温经发汗之力，倍于桂枝。所以前条服桂枝汤后，其误不过"得之便厥，咽中干，烦躁吐逆"而已，后条服阳旦汤后，其误则直逼"阳明内结，谵语烦乱"。

后条用阳旦之附子，与前用四逆汤之附子不同。盖前条用附子，是在"重发汗复加烧针"之后；后条用附子，是在"增桂令汗出"之际。所以前条之谵语，在已服甘草干姜汤后，而为若有若无之证；后条之谵语在未服甘草干姜汤前，而为势所必有之证。是知两条证治，其在误服桂枝汤，或不至逼到"胃气不和"，而误服阳旦汤，则必逼到"阳明内结"。

前条服桂枝汤后，有吐逆证，以邪势上越，故"作甘草干姜汤与之"。后条服阳旦汤后，无吐逆证，则逆势内伏，而"更饮甘草干姜汤"，殊无对证着落。

前条在未服桂枝汤前，无厥逆证，未服甘草干姜汤前，无谵语证，乃后条谵语与厥逆并述，则厥逆为便结之阳厥，阳厥当下，何可再用干姜。

后条以"饮甘草干姜汤后，夜半阳气还，两足当热，胫尚微拘急"，则似以甘草干姜汤具有治脚挛急之方能。而芍药甘草汤似反为善后之轻剂，核与前条"作芍药甘草汤与之,其脚即伸"之句,岂不大相径庭?

从上评之,则后条与前条确非一人手笔,而叔和不加辨别,搀混集中,则有若之似圣人,惟曾子以为不可耳。虽然,前条固为仲景所手订者,而条中治例,谬误孔多,又乌可无辨。若曰:仲景为医中圣人,《伤寒》为医中经籍,必多方掩讳,曲为注释,是又非钻研之道。民叔不敏,妄加辨论,毁圣之罪,唯明哲谅之。

脉浮自汗,固为桂枝证。浮为在表,应与桂枝攻表。而反致误者,殆阳虽浮而阴不弱欤!参证后条之"脉浮而大"句,则知此条之脉,亦必浮而兼大,所谓"伤寒三日,阳明脉大"是也。阳明者,两阳合明之谓也,为万物所归之处。风寒入之,与燥热同化,故阳明为成温之薮。自汗出,小便数,心烦,非阳明温热郁炽于内之证乎?微恶寒,非阳明病得之一日恶寒将自罢之机乎?脚挛急,非阳明液伤宗筋失润之所致乎?证以本条之"胃气不和"及后条之"阳明内结"两语,其必为新伤风寒引发阳明伏温之候无疑。桂枝汤乃发表不远热之方。前医误认为太阳病之风伤卫,而用桂枝攻表,故曰"反与"也。辛甘发散,如火益热故曰"此误"也。得之便厥者,表得桂枝之攻而汗津外脱也。咽中干者,里得桂枝之温,而水液内涸也。未服桂枝汤前,仅是心烦,既服桂枝汤后,则烦而兼躁。且火性炎上,升逆为吐,《内经》所谓"诸逆上冲,皆属于火"是也。仲景于此,错认面目,不以人参、白虎、竹叶、石膏,以清胃泻热,而乃惑于厥逆吐逆,反"作甘草干姜汤与之",冀复其阳,一昧于热深厥逆,再昧于火炎吐逆,智者千虑,逆必有一失,此何曲为掩讳者也。干姜下咽,热气流溢,两阳熏灼,厥退脚温,讵得指为阳复厥愈乎?想此际自汗咽干烦躁,或且变本加厉。仲景见干姜之非治,乃转而用芍药之苦酸,苦以泻热,酸是益阴,热泻而津复,阴益而脚伸。配入甘草,一则甘可缓急,一则甘可复脉,兼以苦甘坚阴,酸甘化阴,所以为对证之良药也。若服甘草干姜汤后,以致胃气不和谵语者,则当借重调胃承气汤之大黄,又非芍药所能胜任。所以然者,大黄、芍药俱善治阳明内结,特有阴阳之别,气血之殊,轻重之异耳。故仲景于胃弱易动,尝以"设当行大黄、芍药者,宜减之"为训,从可识矣。或以芍药性补、大黄性攻,非也。至于"若重发汗,复加烧针者,四逆汤主之"一节，文义不属，且后条无只语涉及，当是错简所致。综上观之，此条当系仲景自录治验之案，初鉴前医攻表亡阳之非，继悟逆姜助火燎原之谬，急流勇退，力盖前愆。然而其人之未焦头烂额，盖亦幸矣。噫！亦危矣哉！

（《医界春秋》1928 年 4 月）

【编者按】

此两段条文，尤其是关于阳旦汤的说法，古今所论者众，刘民叔敢于在难解处着力，令后学敬佩！

论伤寒阳明证与温热阳明证之治法

张赞臣

夫伤寒者，万病之纲也。能治伤寒者，即能治万病也。《难经》曰："伤寒有五。有中风，有伤寒，有湿温，有热病，有温病。"盖伤寒者，伤太阳寒水之经，外感病之总名也。五种，伤寒中之分证也。仲圣撰用《素问》《九卷》《八十一难》，而著《伤寒论》，举五种伤寒之治法，一切包罗于内。治伤寒者，既常求诸《伤寒论》中。治中风、湿温、热病、温病者，方亦不出《伤寒论》外。

自后人漫以为仲景只论伤寒，温热为仲景论中所未言。于是聚讼纷纭，莫衷中一是。吴鞠通不知《伤寒论》自有治温热之方，而以桂枝汤治温。韩祗和[1]治温，觉桂枝难用，而谓曩今有不同。庞安常[2]、朱肱[3]金谓夏月用桂

---

[1] 韩祗和：北宋医家，生卒年不详，约生活于 1030—1100 年。精研伤寒之学，推崇张仲景学说之精要，能变通于其间，于伤寒辨脉及汗、下、温等治法颇有发明。撰有《伤寒微旨论》两卷，辨析《伤寒论》辨证用药理论。原书已佚，今有《永乐大典》辑录本。

[2] 庞安常（1042—1099）：即庞安时，字安常，宋代庆历、元符年间名医，湖北蕲水（治今湖北浠水东）人。精于伤寒之学，著作有《难经辨》《主对集》《本草拾遗》三部，多已亡佚，现仅存《伤寒总病论》。

[3] 朱肱（1050—1125）：字翼中，号无求子，北宋末年著名医家。于大观二年（1108）著成《无求子伤寒百问》一书，流传过程中渐有残缺，后复经修订增补，增为二十卷，并更名为《南阳活人书》。此外，还辑有《内外二景图》。

枝发表，须加寒药。一若《伤寒论》中，只有麻桂姜附之温法，别无膏黄芩连治温之清法者，于是病家之受祸为不少矣。《素问·热论篇》曰：诸热病者，皆伤寒之类是也。人之伤于寒也，则为病热。又曰：人伤于寒，而传为热，何也？寒甚则生热也。又曰：凡病伤寒而成温者，先夏至日者为病温，后夏至日者为病暑。盖中而即头痛项强而不可支持者，名曰伤寒。中而微觉形寒鼻塞、不甚困苦，至发热而始觉为病者，名曰温热。张子培[①]，吴鞠通派也，其著《春温三字诀》，则曰：初觉形寒，于桑菊饮中加麻绒一二钱。视本方为效。可见温热之证，未有不起于太阳者，则伤寒与温热，其受病之因既同。虽当其初起，一宜辛温，一宜辛凉，治法迥异。而一入阳明，治法即同。

仲圣本《素问》而著《伤寒》，凡治风寒、温热之方，无不尽备论中。如葛根芩连、白虎、承气，及一切清法诸方，既可用于伤寒传入阳明之候，又岂不宜于温热易传阳明之候？试将仲圣之言以证之，如"太阳病，或已发热，或未发热，必恶寒、体痛、呕逆、脉阴阳俱紧者，名曰伤寒"。此即为伤寒之本症。盖阳明病自太阳初传而入，则有身汗自出以明之，又总揭阳明居中，万物所归，无所复传之理，以明阳明病之所关滋大。而其所以传入阳明之由，则不外病在太阳失于治表解肌发汗而已。故先哲有训，伤寒汗不嫌早，温证汗不嫌迟。若误下、误利小便，亡其津液，更易致胃干内实，大便渐难，而阳明证成矣。然将成未成之间，其因风伤太阳卫而传阳明者，则阳脉微而汗出多之故也；其因寒伤太阳营而传阳明者阳脉实，因发汗出太过之故也。又有本太阳表病，而解肌发汗不如法，汗出太少，而邪不彻，为太过，为不及，俱转属阳明之所以然也。但将成未成，仍带太阳居多。故仲圣于阳明病中，特分太阳阳明、正阳阳明、少阳阳明之三大端也。

太阳阳明云，风因者表未解，仍以解肌为发汗，桂枝汤为宜；寒因者无汗而喘，仍以发汗为发汗，麻黄汤为宜，一定不易之法也。虽已传阳明，而未全罢太阳，仍分用为当也。未全罢太阳矣，何以辨其风寒各别？则能食者为风因，不能食者为寒因，昭昭也。殆既传阳明矣，又何以辨其表里各别？则潮

---

① 张子培：字汝珍，生卒年不详，四川成都人。清代医家，于温病尤有研究，尝撰《春温三字经》，现尚有刊本行于世。

热一症，发作有时，又昭昭也。更为叙已传阳明之证，不恶寒，能食而咳者，风因也；因病自不能食，寒因也。反无汗而小便利，呕而咳，手足厥而头痛者，太阳未罢也。不呕不咳，手足不厥，则必热矣。头不痛者，阳明已传也，其有口燥欲漱水不咽。寒因为阴邪，故衄。又有脉浮、发热、口干鼻燥、能食一证，风因为阳邪，故也必衄。盖于初犯阳明，热邪入里，而未甘伏服，尚欲升越，为动血妄行之衄。俱阳气盛而足以达邪，赖衄可以减邪之势者也。故阳明胃气平素旺胜，则虽邪入，必不能留，必谷气与汗相迸，还之太阳，奄然发狂，濈然汗出而解矣。所以口欲食而二便调，正见胃气之有余也。如或胃气平素衰弱，阳明传入，法多汗而反无汗，其身如虫行皮中状，则久虚之故。正欲祛邪，令其外达于表而不能耳。仲圣必就日晡潮热一症，辨其表里而行治法。辨必辨之于脉，脉虚浮与脉实，表邪之入里在表判然，故发汗用桂枝汤，下之用大承气汤，为胃内以与阳外透者分治也。不然，则非风因，终不用桂枝；胃不实，终不用大承气也。风因寒因，成阳明病之为然矣。又有风寒两感而成阳明病者，于是有阳明中风而腹满微喘、脉浮而紧之证。惟审真邪仍在表，则大青龙仍如风因之桂枝、寒因之麻黄，必当用也。若下之，则腹满、小便难，成误下之坏证矣。盖病在阳明，而太阳尚留，少阳已犯，三阳弥漫，俱为邪。故三阳见证，俱为病。尤恃少阳一路，为邪出透之门，脉浮则生；不浮不尿而加哕者，津亡气竭，则将抵于无所复传之阳明证矣。可不慎软？续浮小柴胡，但浮之麻黄汤，无非使阳明弥漫三阳之邪，非由少阳而升，即从太阳而透。从表入者，还表而愈。其于太阳阳明，始终以升降如法，以攻下为忌禁。仲圣谆切言之，不啻至再至三也。是太阳阳明，胃终未成实，总无下法。纵有下法，也非下胃实，此太阳阳明至要之诀也。

夫正阳阳明之为病，胃实是也，仲圣已自明之。其脉必大，其症先无汗。今有汗，则本为寒因也。先有汗，今濈濈然微汗出者，则本为风因也。此转属阳明，胃欲成实之兆也。若诊之不见大而见芤，则胃虚津亡，自生内热，津亡则阴亡，阳无所附而绝矣。再或趺阳脉涩，胃津已枯，是皆不待胃实而已有危道焉。胃消气热，而脾阴也消，麻仁丸主润脾约之证，何非生津助胃，而芤与涩之诊可知矣。此二脉，如俟胃实方议治，则延误之咎，谁其任之。此后仲圣乃言胃实之正阳阳明，应下之法也，又必明辨其微。论其不数而迟之脉，验其不恶寒有潮热种种之症。手足俱濈然汗出，而大便已硬，此大承气应下之胃实也。苟少带恶寒，其热不潮，承气在所禁，又类于太阳阳明之治矣。即或腹大满不通，亦只小承气之和，而无取大承气之下，盖下法若是之宜慎也。仲圣再为明胃实之故，又有大便已硬，而究非胃实应下者，则医发汗而亡津也，必审其小便之前多后少，以为津液得还之征，也不应遽为攻下重伤其津也。成无己更用蜜导之法，其法实仿土瓜根意，然亦必自欲大便，方可施之，总为妄为攻下严其戒也。然正阳阳明病必竟其邪在胃，胃已伤，则攻下不宜。胃未伤，则调和为当。不吐不下而心烦，非胃虚津短而何？调胃承气泄热生津，至要之治也。如不审表里，胃已受病，表邪全无，反发其汗，以致有表虚里实之症，而谵语见，虽是津亡，全非实热，岂可复妄为攻下，以重伤津而胃败哉？故其人多汗津越、胃燥便硬、谵语，所见纯是胃实，应下之证明者。尚且审谛为津亡，为实热之间而与以小承气，志在和而不在攻，顾可孟浪出之乎？仲圣又就谵语一症，辨其症脉，症已潮热，脉已滑疾，仍与以相试之术。先与小承气，视其转失气与否，以定有燥屎、无燥屎，无屎则伤正气，以致脉见微涩，胃津欲枯，难治之证已形，而尚轻言承气耶？是谵语一证，审于症脉，尚尝试之而后下，岂可一见谵语，不察虚实，即为攻下。不知实为谵语，虚为郑声，概可忽乎哉？如正阳阳明之病，诊之脉弱，必太阳已罢，少阳未传，洵为正阳阳明矣。诸不可下，及不可轻下，不可大下之故，既明矣。然应下不下，又非正法。如病人不大便五六日之久，绕脐痛，烦燥时作者，此有燥屎，应下其燥屎。再或不大便，烦不解，腹满痛，此有燥屎而成于宿食也，亦应攻下也。小便不利，大便乍难易，时有微热，喘冒不能卧者，有燥屎，宜攻下也。谵语潮热，而不能食，胃中有燥屎，及能食而大便硬定者，俱应下也。迫至发热久，汗出多，不下则胃津立尽矣。急下之，发汗不解，必是误汗伤津，而腹满痛，不宜令邪存胃，以重耗其津。急下之，下之腹满不减，减不足言，不可以下后不敢再下，仍当下之。六七日目中不了了，睛不和，大便难，身虽微热，热实在里，也应急下之。以上遇应急下之症，即应急下勿缓。遇当下之证，即应重下勿疑。此又正阳阳明所以为胃实之治也。

至于阳明病不解，不大便至十余日，发潮热，不恶寒，独语如见鬼状者，发则不识人，循衣摸床，惕而不安，微喘直视，则洵为万物所归，无所复传之阳明病矣。脉涩津枯，其死必矣。脉若带弦，犹有欲透少阳之机，而阳明一腑不至于津液立竭，或可望其生也。若微者，不过发热谵语，则亦为正阳阳明应下之正病也。下之以大承气，胃实之正治也。然得便利而止，勿过伤胃气，斯可矣。倘治之不善，以至失于不下，成直视谵语而喘之死证；误下，而成下利不止之死证；及发汗多而重发汗，成亡阳脉短之死证，皆医之罪也。终之以脉和者不死，脉和则津足，津足则胃调，此仲圣之大旨也。仲圣立法于正阳阳明，不应下宜慎，应下宜决，二语足赅尽一篇之意矣。

盖少阳阳明，乃邪欲有所传，而不至于无所复传，为阳明病中出生入死之关也。外发潮热，犹正阳阳明也，大便溏，热实已泄矣，小便自可，无津亡气格之邪矣。惟觉胸胁满不去，则病已离阳明之正区，而别侵少阳之边界。小柴胡升阳降阴，升清降浊，和解之法，必不易之治也。即或胁下满，仍不大便，其邪既侵少阳必呕，舌上结白苔，则热邪在二阳之域可知，小柴胡仍正法也。先哲明其上焦得通，津液得下，胃气因和，迨周身濈然汗出，邪自太阳入者，仍由少阳返太阳而出，而病可解矣。

仲圣又为申明三大条，以结阳明之证。太阳阳明，脾约是也，就胃未成实，津亡脾约而言，是太阳未罢而脾已约，不可作胃热成实应下观也。余者太阳未罢不应下，可赅之矣。正阳阳明，胃实是也，必胃之热邪真已成实，始为可下，可下即不应延误也。少阳阳明，发汗利小便，已胃中燥烦，实大便难是也。言津亡胃燥，心烦热实，大便困难，此俱正阳阳明之证。而此邪不久居于胃，方能渐达少阳阳明，以传于少阳之经。庶胃腑少卸其责，不致成无所复传之危症耳。倘审其病正阳阳明，诸症俱见之时，急为下之，其邪自去矣。又何有少阳阳明之证乎？必症如此而又不治，听其正气与邪气争拒，递相转属，故叙少阳阳明之证，不外正阳阳明之证俱见而已，所以惩医无攻下之胆识也。然或其病终于正阳阳明，无所复传；或终于少阳阳明，不能透表，则又医家犹豫之咎也。故仲圣于少阳阳明，急出小柴胡一方。服后渴见，仍属阳明津亏之故，更设加减一法，其欲邪自正阳阳明而少阳阳明，自少阳阳明而还太阳透表,病脱身愈也。乃仲圣示医家明切之婆心,言之缕缕,彰明若揭。窃详考伤寒阳明证与温热阳明症之治法,终不越乎仲圣之法。然治伤寒阳明,终以桂麻、承气为主。治温热阳明,终以葛根芩连、白虎为体。由是观之,则《伤寒》一书,举凡病证之治法,一一无遗,后世何独昧之? 惟是伤寒、温热所异者,伤寒发热恶寒,温热一热而不恶寒。伤寒阳明起自太阳,故首当辛温以散邪,不可早用辛凉。温热太阳微而阳明始重,故首宜辛凉以达邪,不可混用辛温。如是伤寒之治得其法,温热之治得其传。遵圣法以治伤寒温热,洵可活人无穷矣。读《伤寒论》者,能于各篇中本经之主体,传变病之客体,分析而汇通之,则可以得入门之阶级矣。

(《医界春秋》1928 年 6 月)

【编者按】

　　张氏所言伤寒阳明、湿热阳明是以阳明病的成因和初起表现不同来区分的。一旦进入阳明病阶段则治法即同。关键是在尚未完全进入阳明时,当区分治疗。他据《伤寒论》原文详论太阳阳明、正阳阳明、少阳阳明的转归和诊治,结合临床论说颇有参考价值。湿热阳明虽亦可从太阳传来,但初发即表现为邪热较盛,故宜辛凉达邪,而不宜辛温发汗。对于此两种初起有不同表现的阳明病,《伤寒论》中均有治法方药,故认为"《伤寒》一书,举凡病证之治法,一一无遗"。

论太阳阳明两经之正治

张赞臣

　　凡医书中有正、误、常、变,读者须从其正而悟出其误,知其常当通其变,切不宜胶柱鼓瑟也。如《伤寒论》中救误者多,而正治者少,何也? 盖一经之本病易见,而误治之传变无穷。

《经》曰："太阳之上，寒气治之。"《伤寒论》云："太阳之为病，脉浮，头项强痛而恶寒。"又云："太阳病，发热，汗出，恶风，脉缓者，名为中风。"又云："太阳中风，阳浮而阴弱。阳浮者，热自发，阴弱者，汗自出。啬啬恶寒，淅淅恶风，翕翕发热，鼻鸣干呕者，桂枝汤主之。"又云："太阳病，头痛发热，身疼，腰痛（骨节疼痛），恶风，无汗而喘者，麻黄汤主之。"太阳主一身之表，六经中最外一层，故表病俱属太阳，风邪中卫则有汗，宜桂枝汤；寒邪伤营则无汗，宜麻黄汤。两法用之得当，一剂而愈。若用违其法，则坏症百出也。至若大青龙汤，因脉浮紧，身疼痛，不汗出而烦燥，为麻黄症之重者而设。小青龙汤，因表不解，水停心下而咳噎，变大青龙之发汗清里，而为发汗利水之剂。仲景立此三方，分治三症，曰：风伤卫则用桂枝汤，寒伤营则用麻黄汤，风寒兼伤营卫则用大青龙汤是也。此乃仲景治太阳病之正法也。

夫"阳明（腑）证曰：潮热谵语，手足腋下濈然汗出，腹满，大便硬是也"。《经》曰："阳明之上，燥气主之。"《伤寒论》云："问曰，病有太阳阳明，有正阳阳明，有少阳阳明，何谓也？答曰：太阳阳明者，脾约是也。"本太阳病不解，太阳之标热，合阳明燥热，以致脾之津液，为其所灼而约束。"正阳阳明者，胃家实是也。"燥为阳明之本气，燥气太过，因而成实。"少阳阳明者，发汗，利小便（已），胃中燥烦而实，大便难也。"少阳之上，相火治之。少阳病误利小便，则津液竭而相火炽盛，胃中燥实，而大便难矣。阳明本燥而标阳，若不得中见太阴之湿化，阳热太盛，则为胃家实之病，故仲景以"胃家实"为提纲。虽有太阳阳明、正阳阳明、少阳阳明之分，而其为胃家实则一也，且阳明提纲重在里证是也。夫"伤寒呕多，虽有阳明证不可攻之，以呕则胃气未结（虚）；虽有阳明实热之症，不可误攻而致死。"此言未成燥结，不可下也。如"（阳明病）心下硬满者，不可攻之，攻之利遂不止者死"。《论》止言心下不及腹，止言硬满而不兼痛，其非阳明胃实之症可知。若误攻之，则胃气虚而下利者死矣。须知阳明证，虽以胃实为提纲，若中见太阴之湿化，则不当用白虎、承气，令人枉死也。何谓邪实？《论》中阳明腑证，皆热邪充斥于内外，大渴大汗，宜用白虎逐热而生液；热邪结聚于肠胃，潮热谵语，宜用承气逐热而荡实。二方均为阳明腑病而设，若误用之，便致杀人。《论》曰：三阳合病，自汗出者，主用白虎汤，可以得其大要。而三承气汤，亦各有所主。阳明证，不吐不下，虽胃气不虚，而胃络上通于心，可因其心烦一症，而知其胃气不和，可与调胃承气汤，调和中宫也。至若大承气证，于其脉迟，则知其阳邪尽入于里阴，又于其汗出，不恶寒，身重短气，腹满而喘。五者之中，更取出里证最确者，曰不恶寒而潮热，言热邪尽入于胃，必变身热为潮热也，且必大便硬而手足濈然汗出，则为燥屎内结，津液外泄之象，方为大承气之证。否则，虽有燥热只为小承气证耳。然而小承气亦不可以轻用也，不大便六七日，欲知其有燥屎与否，少与小承气汤试之。汤入腹中，转矢气者，可再用之；若不转矢气者，不可与也，此乃仲景于阳明症之正治法也。学者须分其绪，而庶无误。若不得其绪，差之毫厘，谬以千里，学者可谨乎。

（《医界春秋》1928 年 12 月）

【编者按】

张赞臣文中"仲景立此三方，分治三症，曰：风伤卫则用桂枝汤，寒伤营则用麻黄汤，风寒兼伤营卫则用大青龙汤是也。此乃仲景治太阳病之正法也"。乃三纲鼎立之说，此说肇始自孙思邈，经明代方有执加以推广，到明末清初喻嘉言附和方有执所谓"错简重订"之说，将这三症三方之说，逐步演变为"三纲鼎立"说。至于"太阳阳明，正阳阳明，少阳阳明"三阳明辨析，可以和后面张山雷《〈伤寒论·阳明脉证篇〉太阳阳明、正阳阳明、少阳阳明解》一文相互参考学习。

《伤寒论·阳明脉证篇》太阳阳明、正阳阳明、少阳阳明解

张山雷

仲景《阳明病》篇，首以太阳阳明、正阳阳明、少阳阳明，三条鼎峙。自古

迄今，为之注者，每谓自太阳经传来，则曰太阳阳明；自少阳经传来，则曰少阳阳明。果如其说，已于"正阳阳明"一句，不甚可解。且仲师所谓合病并病者，必有两经兼见之证，而此节三条，所列病状，绝无太少两阳见证，何得妄指为自太阳少阳传来？此成聊摄。以后诸家之说，本无确据可征也。唯细绎此三条所言病状，一则曰"脾约"，一则曰"胃家实"，一则曰"胃中燥烦实，大便难"，字句虽各不同，而其为阳明肠胃实热，大便不快，盖亦无甚分别，果何为而以太阳、正阳、少阳三者，划分畛域？此在古人笔下，当必各有其所以不同之故。寿颐读诸家注语，怀疑有年，窃谓以传经为说者，先已自堕于十里雾中，余未悟出古人立言之真旨。盖此之所谓太阳少阳者，即易学家老阳、少阳之意，以阳之已甚、未甚为辨。医家者言，恒谓春为少阳，夏为太阳。《内》《难》二经，数见不鲜，其理已极明白。苟能持此眼光，以读是篇三节，则虽所述病状，原无大别，而自能办得同中之异。古圣心传，未尝不可于言外求之。始叹各注家陈陈相因，梦中说梦，其初只因成氏目光太短，创为臆说，而承其后者，莫能纠正，一盲群盲，反以限定。读者知觉竟令此病真情，不可究诘，是则注家之罪，不复可逭者耳。夫其所谓"太阳阳明"者，则其人阳明之热，本是甚盛，故曰"太阳阳明"。唯其本经阳热自盛，所以不仅胃肠干燥，且并脾藏之气化，亦自约束不利，不能助胃行其津液，此阳明病中之最为燥热者也。其次则阳明本府，自为热实，则是热入阳明，应有之常态，故曰"正阳阳明"，犹言此乃正当之阳明病耳。其所谓"少阳阳明"者，则阳明本经本府之阳热，初非甚盛，故曰"少阳"，其胃中本不当燥实。大便本可不难，徒以其先已发其汗，已利其小便，津液受伤，则胃中乃燥而实，大便乃难。原其所以燥，所以实，所以大便难者，非其本府之热盛使然，此其所以谓之为"少阳阳明"也。然则脾约之与胃家实，及胃中燥烦实大便难，三者之现状，本是无甚等差，但其所以致此者，情形各有不同。古先圣人，必以太阳、正阳、少阳三层，分析言之，原是推究其所以然之故，即所以教人分溯其由来，而随症论治，庶各有当，此即《经》所谓"伏其所主，先其所因"之要旨。学者务须识得此三者所以不同之来源，而后可以悟到古人郑重分明之深意。奈何各注家以盲引盲，都从太少两经，随意敷衍几句，彼此呓语喃喃，正不知其心目中有何成见，竟使经文之明白了解者，弄得迷离扑朔，引导后生，尽入黑暗地狱，宁不罪孽深重，抑更有自命不凡。如慈溪柯韵伯其人者，不悟自己识力未到，莫明真相，敢于所著之《伤寒来苏集》中，删除此节，自以为斩绝葛藤，省得纠缠不了，是为非圣无法之尤甚者。近日上海千顷堂书肆中，印行《合注伤寒论》一种，且谬谓柯氏删之，诚为有见云云。坊贾何知，诚不足怪。呜呼！读古人书本非易事，而卤莽灭裂者为之，且率尔操觚以从事焉，愈以陷吾道于万劫不复之地，是则可为长叹息者已。

（书后）伤寒此节太阳、少阳，不佞创为阳盛、阳微两层说解。其初只以仲师原文，少阳阳明条下，用"发汗利小便已"七字，作为引子，而后继之以"胃中燥烦实，大便难"二句，因而悟到此证之燥实便难两者，原为发汗利小便太过，伤其津液，以致如是，则反是以思。若本未大发其汗，利其小便者，其人胃中必不当燥实，大便必不当难可知。岂非其人阳明未尝大热之明证，则所谓少阳阳明者，必当作阳热未盛解。盖为不言而喻，少阳之阳明，既当如是说法，则所谓太阳阳明者，自然当以阳气其盛立论，更无疑义。惟向来为《伤寒论》作注诸家，则从未有如此说法。寿颐自谓名正言顺，圣人复起而吾言不易，适诸生有以仲师此节来问者，爰草此编。姑书所见，本不欲执途人而强其从我，亦不知古人议论，果有先得吾心之所同者否，乃属稿甫竟。偶检《千金翼方》第九卷，则此节固作"太阳阳明，正阳阳明，微阳阳明"三句。既曰"微阳"，则吾说显然得一确据。但旧所有之《千金翼方》，原是坊刻，或者尚有讹误，犹未敢遽以自喜，继又购得东瀛仿元大德刊本，纸板俱佳，则微阳阳明，确然无疑，幸知古人本如吾意。今寿颐虽似创此新解，不过还他隋唐以前之真面目，初非不佞索隐行怪，妄炫新奇，特苦于为各注家说成幻象，乃使古书真义，晦而不显者，遂至七百余年，聊摄成氏，始作之俑，诚不得辞其咎。而自明以来，为仲景书作注者，接踵而起，皆目未见《千金翼》者，谫陋之见，抑何至此。夫孙真人书原非僻典，奈何诸家皆不一考，而居然自诩作家，则吠声吠影，尚何有精义之可言。寿颐尝谓《内》《难》《伤寒》《金匮》等书，历代注家，虽已趺然，苟欲求其实际，则果能阐明奥义者，殆十之一而不可必。若其点金成铁，反以疑误后学者，且比比而是。嗟嗟！后之人果有欲求医经真旨者,慎不可不自知此中至理。若徒于故纸堆中寻生活,吾止见其望洋向若,茫茫乎莫知岸而出已。

(《医界春秋》1929 年 2 月)

【编者按】

众人皆知伤寒阳明病的来路有太阳阳明、正阳阳明、少阳阳明之别,而张山雷从易学老阳、少阳之谓中悟得太阳阳明、正阳阳明、少阳阳明为阳之已甚、未甚之别,而非从太阳传来、少阳传来之差别也。并佐以《千金翼方》第九卷"太阳阳明,正阳阳明,微阳阳明"三句为例证,此虽系张山雷一家之言,但先生发人所未发,言人所未言,独立思考的治学态度值得后辈学习。

论阳明少阴三急下症之同异解

刘琴仙[①]

治病之法,当别症之异同,尤须辨病之缓急。夫症与病须分看,总者谓之病,分者谓之症,故症者证也。所以证明病发何经,药用何剂,证明同中之异,异中之同。如阳明、少阴二经,均有三急下症,经与症虽各异,而其治法则从同,今试分别论之。

考《阳明篇》第七十节云:"伤寒六七日,目中不了了,晴不和,无表里症,大便难,身微热者,此为实也,急下之。"七十一节云:"阳明病,发热汗多者,急下之。"七十二节云:"发汗不解,腹满痛者,急下之。"《少阴篇》第四十节云:"少阴病,得之二三日,口燥咽干者,急下之。"四十一节云:"少阴病,自利清水,色纯青,心下必痛,口干燥者,急下之。"四十二节云:"少阴病,六七日,

---

① 刘琴仙:生卒年不详,近代广东翁源县中医学家。有《乐善堂医案》《眼科辑要》《生草药赋》在《杏林医学月报》连载,《论阳明少阴三急下症之同异解》《论脑膜炎症国医之治疗并预防法》《荷叶蒂与锅底焦治呛咳之奇效》《口舌生疮治验二则》《烂牛藤之治愈抽筋症奇验》《热症治验》《血崩治验》等文在《杏林医学月报》发表,计有 30 篇。《岭南医征略》谓其曾于 1935 年主编出版《医学丛书》。

腹痛不大便者,急下之。"

统观两经之症,节节不同,句句各异,诸家注释,议论纷纭,互相辨驳。予细核《经》旨,无非燥、火、热三气为虐。三气入府,猛烈难当,或上走空窍,或中结膈膜,或下入胃肠不急救焚,大好身体,将付之一炬矣。故见症虽各有不同,而其以大承气急下之,实不同而同。燥也,火也,热也,或二气合并,或三气合并。若但本经之一气,必无如此之急迫者。如《阳明篇》之前后各节,曰"可攻之",曰"当下之";其尤轻者,曰"以小承气汤和之""调胃承气汤主之"。举此比例,可以悟六急下症同异之点矣。

或曰:燥与热,为阳明、少阴之本气,二经之见急下症者,宜也。若夫火为少阳之本气,仲师何以不编入急下症于《少阳篇》而子谓为燥、火、热三气合并,得毋反添蛇足乎?曰:有是哉!子之迂也。夫少阴为君火,虽以热为本,然无火不能生热,无热不能生燥,征诸天气,必先有夏之火,然后有秋之燥,即如少阳以火为本,然无木亦不能生火,故胆木属之,三焦亦属之。且三焦之经,蔓延最广,六脏六腑,无不贯通,六经之症,与三焦有关系者,不胜枚举,岂独阳明、少阴二经乎?况仲师之书,活泼泼地,如神龙见首不见尾。即《阳明》篇首,已经叙明,"病有太阳阳明,有正阳阳明,有少阳阳明。太阳阳明者,脾约是也;正阳阳明者,胃家实是也;少阳阳明者,发汗利小便,胃中燥烦实,大便难是也"。执是以观,则六急下症中,大半夹有少阳经之相火。其曰"目中不了了,睛不和",即少阳目眩之甚者;曰"无表里症",即少阳之半表半里也;曰"发热汗多",曰"发汗不解",曰"得之二三日,口燥咽干",曰"自利清水,色纯青,心下必痛,口干燥",曰"大便难",曰"不大便者",与少阳阳明之"发汗利小便,胃中燥烦实,大便难者"将毋同。何得执燥与热为阳明、少阴之本气,而读书死于句下乎?陈修园本张隐庵《伤寒集注》,引《灵枢·动输》篇之说,以悍气诠解《阳明篇》之三急下,唐容川非之;又引《内经》少阴为阴枢之说,以解《少阴篇》之三急下,唐氏又非之。唐氏兼通西说,深明少阳三焦经即系网膜,故其补正陈氏之错也,多从三焦经解剖而来,其识见诚高人一等。殊不知仲师已于篇首揭明,有太少两阳之阳明症,未列治法。今乃补出其方,六十六节之麻仁丸,非即治太阳阳明之脾约乎?今之三急下,非即治少阳阳明之胃中燥烦实,大便难乎?

证据确凿,二氏犹不能援引之,此则读者千虑一得之愚也。然则何以解少阴篇之三急下？曰：此正二少并病之旨也。第四十一节云："少阴病,自利清水,色纯青。"唐氏释为胆汁下注,诚属的解。盖胆为足少阳之腑,胆火与心火合并,势可燎原,故第四十节之"二三日口燥咽干",第四十一节之"心下痛口干燥",第四十节之"腹痛不大便",又何一而不夹有少阳胆火乎？谓为二少并病也,乌乎不可！燥与火并,则为二阳并病；热与火并,则为二少并病。三气合并,即《内经》一阴二阳结之例,故口燥也,咽干也,睛不和也,心下痛腹中满也,无非君火亢盛,相火煽焰,燥火热三气同时并发,焦骨焚身,有立刻危亡之势。《经》云："亢则害,承乃制。""热淫于内,治以咸寒。""火淫于内,治以苦寒。"武陵陈氏所谓邪热入胃,津液耗,真阴虚,阳盛阴虚,汗之则死,下之则愈,急以苦咸胜火热之剂,救将绝之阴,泻亢甚之阳,承气所以有挽回造化之功也。夫一得之私,未知有当于高明否耶？请折衷焉。

（《杏林医学月报》1929 年 11 月）

【编者按】

无论阳明病、少阴病,但凡用大承气汤急下者,皆实热内结也。即便少阴病三急下证,虽其人内虚,然证见内热盛时,乃阳回正气尚能抗邪时,需抓紧时机祛邪,只有邪去才能保住人体的正气,使疾病转危为安。

伤寒脉浮滑此表有热里有寒之正误

温碧泉[①]

此条论者夥矣,予复何言。无如正误者有人,附会者亦有人。试观现代新注《伤寒论》,皆未纠正,是不容不再言也。然予此释,对于各家注解,不加

---

① 温碧泉：生卒年不详,山西介休人,伤寒学家,时任山西中医学校伤寒教研室主任,生活于20世纪初至60年代,曾在《山西医学杂志》发表《漫谈中药的性能及其应用》等论文多篇。

一字批评,读者执此互勘,孰误孰不误自了然也。盖读书之条件不同,见解亦随之而异,此泉所不加引证,不评人之得失之微意也。

《伤寒论》曰:脉浮滑者必下血,脉沉滑者协热利。是滑脉勿论见于浮沉,皆为热候。证诸小结胸之脉浮滑,主小陷胸汤,益见此里有寒字之误也。诚有里寒,则何至再投白虎,能无益寒其寒乎?况表有热而里复有寒,是表之热为假热,里之寒乃真寒,果寒盛反见热象耶?抑寒盛格热于外耶?再考白虎之主症,大汗出,面赤,烦闷……洵如所言(里有寒),不几为四逆症乎?要之认为"里有寒"句不误,则白虎投之必偾事。白虎不误,"里有寒"句误矣。盖此汤此症,具于同性地位(性质均寒),不容相谋也。白虎之功用治在里未结之热,其实效在,《伤寒论》在,后世之验案亦在,覆按可知也。吾人不应附会强解作"寒"字也。

(《医界春秋》1930 年 4 月)

【编者按】

"伤寒脉浮滑,此以表有热,里有寒"见于《伤寒论·辨太阳病脉证并治下》,关于此段文字古今伤寒注家聚讼颇多,不一而足,本文仅供参考。宋本《伤寒论》,此段文后有"臣亿等谨按:前篇云,热结在里,表里俱热者,白虎汤主之。又云其表不解,不可与白虎汤。此云脉浮滑,表有热,里有寒者,必表里字差矣。又阳明一证云,脉浮迟,表热里寒,四逆汤主之。又少阴一证云,里寒外热,通脉四逆汤主之,以此表里自差明矣。《千金翼》云白通汤,非也"。若干字,对此说得比较到位,值得学者仔细研读。此段说明表里字差异,表有寒是指体表有寒象,可见于热厥同时见肢冷,或风寒痹证,病邪化热时,但局部关节仍喜温恶寒。

桂枝下咽阳盛则毙之我见

张秉初

阅本刊宋道援君辩《伤寒论》"桂枝下咽,阳盛则毙"(见《杏林丛录》辩古栏），不禁而有言焉。《伤寒论》太阳篇"桂枝去芍药汤"节，以太阳病，因误下之，而胸满脉促，先贤有注谓：热邪内陷表未解，邪欲出而不得出是以促也。夫太阳病，其提纲本有恶寒，固不得称为阳盛也。此节又因误下，而证见胸满，是阴邪占居胸部以致满也，非用桂枝色紫性温，其将何以解胸满之病哉？况本节本方去芍药者，恐其再助阴邪也，岂可因脉促而称为阳盛不用桂枝耶？且阳盛之证何如也，必如阳明病之恶热，春温病之热渴不恶寒，瘅疟、温疟之纯热无寒，方可称为阳盛。以热者阳也，寒者阴也，热而无寒，是阴衰而阳亢也。故阳明病之白虎、猪苓，春温病之麻杏甘石，瘅疟、温疟病之竹叶石膏，无不迸绝辛温，而用辛凉也。于此之证，岂敢再用桂枝耶？然按此言，亦非攻宋君之意，不过聊伸鄙人之管窥，以供诸同志之研究云。

（《杏林医学月报》1932 年 5 月）

【编者按】

"桂枝下咽，阳盛则毙"见于《伤寒论·伤寒例》，后世多有指《伤寒例》乃晋王叔和掺入者，并非仲景原文。桂枝去芍药汤证乃误下后脉促胸满者，与"桂枝下咽，阳盛则毙"当无涉也。

《伤寒论》大承气汤病脉迟之研究及
脉不迟转数者之变通下法

张锡纯[1]

尝读《伤寒论》，大承气汤证，其首句为"阳明病脉迟"，此见阳明病脉迟，为当下之第一明征也。而愚初度此句之义，以为凡伤寒阳明之当下者，若其

---

[1] 张锡纯(1860—1933)：河北盐山人，近代中西医汇通学派代表人物之一，创办我国第一间中医医院立达中医院，后创办国医函授学校，培养中医人才，其医名显赫，博采众长，屡起沉疴，主张中西医取长补短，西为中用，著有《医学衷中参西录》，影响广泛。

脉数,下后恒至不解。此言脉迟,未必迟于常脉,特表明其脉不数,无虑其下后不解耳。迨至阅历既久,乃知阳明病当下之脉,原有迟者。然其脉非为迟缓之象,竟若蓄极而通,有迟而突出之象。盖其脉之迟,因肠中有阻塞也。其迟而转能突出者,因阳明火盛。脉原有力,有阻其脉之力而使之迟者,正所以激其脉之力,而使有跳跃之势也。如此以解脉迟,则脉迟之当下之理自明也。

然愚临证实验以来,知阳明病既当下,其脉迟者固可下,即其脉不迟而亦不数者,亦可下。惟脉数及六至,则不可下。即强下之,病必不解,或病更加剧。而愚对于此等证,则有变通之下法,即白虎加人参汤,将石膏不煎入汤中,而以所煎之汤,将石膏送服者是也。愚因屡次用此方奏效,遂名之为白虎承气汤,爰详录之于下,以备医界采用。

生石膏八钱,捣细　大潞党参三钱　知母八钱　甘草二钱　粳米二钱

药共五味,将后四味煎汤一盅半,分两次。将生石膏细末,用温药汤送下。服初次药后,迟两点钟,若腹中不见行动,再服第二次;若腹中已见行动,再迟点半钟大便已下者,停后服。若仍未下者,再将第二次药服下。至若其脉虽数,而洪滑有力者,用此方时,亦可不加党参。

愚从前遇寒温证之当下,而脉象数者,恒投以大剂白虎汤,或白虎加人参汤,其大便亦可通下,然生石膏必须用至四五两,煎一大碗,分数次温服,大便始可通下。间有服数剂后,大便仍不通下者,其人亦恒脉净身凉,少用玄明粉二三钱,和蜜冲服,大便即可通下,然终不若白虎承气汤用之较便也。

按:生石膏若服其研细之末,其退热之力,一钱可抵煎汤者半两;若以之通大便,一钱可抵煎汤者一两。是以中止用生石膏八钱,而又慎重用之,必分两次服下也。

寒温阳明病,其热甚盛者,投以大剂白虎汤,其热稍退。翌日恒病仍如故,如此反复数次,病家遂疑药不对证,而转延他医,因致病不起者多矣。愚后拟得此方,初次用大剂白虎汤不效,二次即将生石膏细末送服,其汤剂中用五六两者,送服其末,不过两余,或至二两,其热即可全消矣。

(《医界春秋》1932 年 6 月)

此段文章,张锡纯讨论的是"阳明病脉迟"的问题,《注解伤寒论》中成无己对此段的看法颇有见地,且与张锡纯氏有别,录之以供参考:"阳明病脉迟,若汗出多,微发热恶寒者,表未解也;若脉迟,虽汗出而不恶寒者,表证罢也。身重、短气、腹满而喘,有潮热者,热入府也……其手足濈然而汗出,知大便已硬也,与大承气汤,以下胃热。《经》曰:潮热者,实也。其热不潮,是热未成实,故不可便与大承气汤。"成无己认为脉迟可有表解与表未解两种情况,而潮热才是判断热实是否使用大承气汤的关键。余亦然。张锡纯对于阳明病脉数热盛,而肠胃结聚不甚者治用白虎承气汤法,尤其是煎服方法,实为临床可参,其效应和机制值得研究。

古本伤寒方之研究

周岐隐[①]

伤寒一百十三方,早已印入读者脑海。近见湖南省府主席何芸樵(键)写印之《古本伤寒杂病》一十六卷,首尾完好,中有佚方八十有八,皆治伤寒者所未经见。吾得此书,不禁狂喜,细加探讨,则成为《伤寒汲古》一书,业经付印。至于佚方,用以治病,借用活用,莫不应手取效。不敢自祕,略举数条,以公同好。欲窥全豹,则当于《伤寒汲古》全书中求之。

(一) 大青龙汤加附子汤

即大青龙汤加附子一枚炮去皮破八片。

此方原书主治太阳与少阴两感之症,方中附子与石膏并用,与《金匮》越

---

① 周岐隐(1879—1968):即周利川,字薇泉,号岐隐,浙江鄞县东乡瞻岐人。世代业医,精通伤寒之学,曾取《古本伤寒杂病论》与当时流通本比类参互,录佚文,订讹误,刊为《伤寒汲古》三卷(1932)。另著有《精神病广义》《妇科不谢方》《伤寒心解》《温病条辨歌括选要》等。岐隐工诗,能文,兼善书法。

婢加附子汤,法相似而主治不同。凡房室感寒,壮热烦躁,汗不出者,宜以此方汗之;急性之脑膜炎,头痛项强,大热无汗,痉厥昏沉者,投此立应。真奇方也。

(二) 小柴胡加黄连丹皮汤

即小柴胡汤去半夏加瓜蒌根四两、黄连三两、丹皮四两。

此方原书主治"病春温,其气在上,头痛咽干,发热目眩,甚则谵语,脉浮而急"。吾尝借用以治妇人倒经,极有效。而肝胆火盛,心烦不得卧者,也辄用之。

(三) 防风黄芩栀子丹皮芍药汤

方即五味。

此方原书主治"病温,头痛面赤发热,手足拘急,脉浮弦而数"。吾每以之治肠风便血,无不取效。

(四) 栀子汤

栀子十二枚(擘)、黄芩三两、半夏半升、甘草二两。

此方原书主治"温病治不得法,留久移于上焦,则舌蹇神昏"。吾近治胸中烦热不解者,每以此方投之;兼疗膈上有痰热,胸中结痛,也验。盖药性与病理相切合也。

(五) 竹茹瓜蒌根茯苓半夏汤

方即四味。

此方原书主治"伤暑发热无汗。脉浮而滑"。吾每借用以清痰热、止呕吐,无不应手。发热口渴、胁下咳呛引痛者也辄用之。

(六) 黄连黄芩半夏猪胆汁汤

方即四味。

此方原书主治"热病,身热左胁痛,甚则狂言乱语,脉弦而数"。鄙意以为此方治热霍乱,呕吐不止者,必有伟效。盖寒霍乱用通脉四逆加猪胆汁,热霍乱用此方,极寒极热之药,并以胆汁为引使,以安胃平呕逆也。

(七) 禹余粮丸

即通行本所佚之方。

禹余粮四两,人参三两,附子二枚,五味子五合,茯苓三两,干姜三两,上六味,蜜为丸,如梧桐子大,每服二十丸。

此方原书主治"汗家重发汗,必恍惚心乱,小便已阴疼"。方中之意,以温涩为主。鄙意以为脾肾虚寒,大便溏泻,滑脱不禁者,服之必能取效。

(八)人参干地黄麻仁白蜜汤

方即四味。

此方原书主治"阳明病,津液竭者,虽不大便不可下"。吾尝以之借治血虚之怔忡失眠,胃热之嘈杂善饥并效;亦可治肺有虚热,燥咳,胸中隐隐作痛者。惟便溏者不宜用耳。

(九)黄芪五物加干姜半夏汤

黄芪、芍药、桂枝、生姜各三两,大枣十二枚,干姜三两,半夏半升。

此方原书主治"太阴病,大便硬,不胀满短气,此乃脾气陷"。而吾则借用以治小儿慢脾风,上呕下泄,虚热盗汗者,辄应手取效。

(十)干姜附子麻黄薤白汤

方即四味。

此方原书主治"太阴病,恶寒吐逆,腹中冷痛,雷鸣下利"。吾每遇胸中有久寒作痛,一剂即愈,不必更服。可知古方果能触类旁通,运用得法,无不头头是道也。

(《神州国医学报》1933 年 11 月)

【编者按】

20 世纪 30 年代,伤寒学界突然发现《桂林本伤寒杂病论》(又称桂林古本、白云阁本)、《长沙本伤寒杂病论》(又称刘昆湘本,即本文所言之古本《伤寒杂病论》十六卷)、《涪陵本伤寒论》,三种所谓全本足本秘传本《伤寒论》。自民国以降,众多伤寒学家研究考证,大多数学者的观点认为系后世伪作,非传世之真本。尤为可疑的是,上述三种在民国时期发现的所谓古本伤寒论都自称是古代张氏后人嫡传之秘本孤本,而这秘本孤本之间新增的一些伤寒条文竟然很多都是一样的,这更让人无法信服。

古本伤寒对于国医界之大贡献

周岐隐

仲景《伤寒杂病论》,古今治医学者,莫不奉为金科玉律。顾其书自经散佚,莫观原文,缺殆缺疑,由来已久。自湘省何主席,将刘昆湘先生所得古本《伤寒杂病论》十六卷全书写印以来,海内同志莫不惊喜相告,以为壁经出世,事非偶然。顾以所印不多,传流未广。好古之士,犹叹向隅。鄙人有鉴于斯,特辑《伤寒汲古》一集。凡通行本之佚文订误二百余条,佚方八十有八,莫不备录。出版以来,国内外函购者纷纷不绝(实价一元二角寄费加一),足见该书在医学界实为重视。而治伤寒者,诚不可不人手一编,以资探讨。兹酌录通行本订误若干条于左,古本伤寒于国医界之确有极大贡献,阅者当可想见一斑矣。

"太阳病项背强几几,反汗出恶风者,桂枝加葛根汤主之。""反汗出"之"反"字,历来注家皆求其说而不得。而古本则曰:"项背强几几,及汗出恶风。"一字订误,便文从字顺矣。

"服桂枝汤,大汗出,脉洪大者,与桂枝汤如前法。"注家以为仲圣之言,莫不牵强附会,以冀曲圆其说。而古本则曰:"与白虎汤。"症治便针锋相对。

"太阳病,发热恶寒,热多寒少,脉微弱者,此无阳也,不可发汗。宜桂枝二越婢一汤。"无阳不可发汗,何得用桂枝越婢?前贤已有疑而辨之者矣。而古本则曰:"太阳病发热恶寒,热多寒少,宜桂枝二越婢一汤。若脉微弱者,此无阳也,不可发汗,宜当归四逆汤。"千古疑团,涣然冰释。

小青龙汤加减法,"若渴,去半夏加瓜蒌根三两;若微利,去麻黄,加荛花如鸡子熬令赤色;若噎者,去麻黄,加附子一枚炮"。夫微利加荛花,注家皆不知用意所在。而古本则曰:"若微利若噎者,去麻黄,加附子一枚炮。"并无加荛花云云。而喘者"去麻黄"三字,古本也不见。可知通行本传写之误不仅一端也。

"伤寒，汗出而渴者，五苓散主之。"古本于"汗出而渴"之下，有"小便不利"四字，此句决不可少。

"但阳脉微者，(先)汗之而解。但阴脉微者，下之而解。"古本"阴脉微"之微字，作为实字，于义便合。

"脉浮而紧，而复下之，紧反入里，则作痞，按之自濡，但气痞耳。"通行本无治法，而古本则曰："小青龙汤主之。"手眼之高，确非后人所及也。

"伤寒，脉浮滑，此以表有热、里有寒，白虎汤主之。"夫里有寒，何可以用白虎汤？历来注家，聚讼纷纭，莫衷一是，成为《伤寒论》中一大疑案。而古本则直截了当曰："此为表有热、里无寒。"真有开门见山之妙。

《霍乱篇》问曰："病发热头痛，身疼恶寒，吐利者，此属何病？答曰：此为霍乱。霍乱自吐下，又利止，复作发热也。"此条非但与霍乱病理极端不合，即文气也格格不通。而古本则曰："病发热头痛，身疼恶寒，吐利者，此属何病？答曰：此非霍乱。霍乱自吐下。今恶寒身疼，更复发热，故知非霍乱也。"通行本以"此为霍乱"，古本则曰"此非霍乱"。霍乱之症，自作吐下。今恶寒身疼，复更发热，此乃风寒重感所致。虽有吐利，亦不得目为霍乱。辨理之切，分证之严，岂通行本可同日而语耶！

"霍乱，头痛发热，身疼痛，热多欲饮水者，五苓散主之。寒多不用水者，理中汤主之。"古本于霍乱下加一"已"字，则头痛、发热、身疼痛，乃谓霍乱后之余邪，于方治即丝丝入扣。通行本仅少一"已"字，意义便相去悬殊，古本之可贵如此。

以上不过略举数条，至于佚文佚方，莫不各有仲景心法。详列拙纂《伤寒汲古》中，学者共留意焉可也。

（《医学杂志》1934 年 2 月）

第三章　方药探微

论炙甘草汤之用生地黄

范钦才

夫内虚之症,固可补而不可表;外感之邪,则可表而不可补。此古之明训,理之当然者也。然内虚而又兼外感,则又不可拘拘乎此矣。盖正气既虚,而犹专事于表,则益虚其虚,若专补其正,则邪反入内,而无出路矣。当此正虚之时,虽邪有未尽,亦可攻补兼施也。要在补而无碍乎表耳,如《伤寒论》中之炙甘草汤,即此意也。其文曰:"伤寒脉结代,心动悸,炙甘草汤主之。"盖伤寒者,即头项强痛、发热恶寒诸症,外感也。心动悸、脉结代者,乃荣血衰少之故,内虚也,则是症既非纯属内虚,亦非纯属外感。故方中用桂枝、生姜等以解表,散其外束之寒邪。人参以补气,以气能生血也。麻子仁、麦门冬大滋其阴,生地、阿胶助荣血以复脉。然今人每以生地易熟地,余以为大误,盖生地、熟地,同一补血滋阴之品,而其性质一则清补,一则滋腻,清补之品,则虽补而无碍乎表也,滋腻之品,则反固邪于内。解表适足以固表,而碍其所以解表之功矣,致使正虚邪实,势将陷于不复。况伤寒是时,或有发热,而生地性又寒凉,亦足以制其热,至熟地则性温而柔,用之,不足养正,适以恋邪耳。

(《中医杂志》1922 年春季)

【编者按】

炙甘草汤,又名复脉汤,方从桂枝汤而来,不可以炙甘草汤有人参、地黄、麦冬、麻仁、阿胶诸多养阴血药，而认定为滋阴养血之方，要知全方桂枝、生姜各三两，其通阳复脉之力大于滋阴养血，属温润并进之剂。故以生地易熟地确属不当，因清补之品无碍表证，而滋腻之品碍其解表之功矣。

大青龙汤喻陆两家注释优劣评

何公度[①]

喻氏谓：桂枝治中风，麻黄治伤寒，大青龙治中风见寒脉、伤寒见风脉，三方鼎立为三纲[②]。陆氏谓：桂枝汤治汗出而不喘满之太阳病，麻黄汤治喘满而不汗出之太阳病，大青龙汤治不汗而烦躁之太阳病。此之三方，一则桂枝，二则麻黄，三则青龙，乃三级，非三纲。两家之说，自以陆氏为长。

鄙意以为桂枝证与麻黄证，乃病之单纯者，故治法亦单纯。若大青龙证，乃中风之后，重复感寒而转属者，故治法亦两解。喻氏因之，遂有大青龙治中风见寒脉、伤寒见风脉之说。惟只论脉不论证，总觉可商。仲景所以云中风脉浮紧，又云伤寒脉浮缓者，不过说明中风之转属伤寒者，或已见浮紧之脉，或尚见浮缓之脉，且所重不在脉，而在证，故论均证详于脉。且脉之紧与缓，亦不定为寒与风之别，如阳明中风而脉浮紧，太阴伤寒而脉浮缓是也。陆氏以不汗出而烦躁、为大青龙主证，确属不误，惟仍未言其所以然。按大青龙证之异于麻黄证者，在烦躁，大青龙汤之异于麻黄汤者，在石膏，烦躁为热郁，热郁当清，故用石膏，不汗出为表实，表实当发汗，故用麻黄。若单用麻黄以发汗，则必二热相合，而烦躁益甚，故必佐以石膏之彻热生津，而麻黄始得奏其发汗之功，而无斑黄衄渴之变。亦惟麻黄之发汗，而石膏之清，方无内陷之变，此陆氏所以谓大青龙继桂麻而为三级也。《经》[③]又曰："伤寒

---

① 何公度：恽铁樵门人，参与《铁樵医学月刊》稿件撰写、编纂等工作。
② 桂枝治中风，麻黄治伤寒，大青龙治中风见寒脉、伤寒见风脉，三方鼎立为三纲：此语出自许叔微《伤寒发微论》。
③ 《经》：此处指《伤寒论》。

脉浮缓,身不疼,但重,乍有轻时,无少阴证者,大青龙主之。"一条,均未言其所以然。窃意此条承上文而言,且既标曰伤寒,故凡发热、恶寒、无汗等证,不复枚举。其云:"脉浮缓"乃中风不转属伤寒而犹见风脉者;其云:"身不疼,但重,乍有轻时者。"乃表热内郁之候,又恐人之疑为阴证也,故又特加以"无少阴证者,大青龙汤主之"。反之有少阴证者,断不可用大青龙也。

(《中医杂志》1923 年冬季)

【编者按】

大青龙汤主证在脉浮、发热、恶寒、不汗出而烦躁,而脉之紧缓、身痛之有无则不必悉具。烦躁,故加石膏,且倍麻黄,解表兼清里热。此与麻黄汤证相比,表寒见证相同,而里热烦躁则为大青龙汤证所独有。可知大青龙汤是麻黄汤之扩大,太阳中风而入里热化,表实而兼里热。

论《伤寒论·少阴篇》桃花汤是治
少阴寒痢非治少阴热痢

张锡纯

少阴之病寒者居多,故《少阴篇》之方亦多用热药。其中桃花汤治"少阴病,下利便脓血";又治"少阴病,三日至四五日,腹痛,小便不利,下利不止,便脓血者"。按:此二节之文未言"寒",亦未言"热"。然桃花汤之药,则纯系热药无疑也。乃释此二节者,疑下利脓血与小便不利,必皆属热,遂强解桃花汤中药性。有谓石脂性凉而重一斤,干姜虽热,而止用一两,合用之,仍当以凉论者。然试取石脂一两六钱、干姜一钱煎服,或凉或热,必能自觉,药性岂可重误乎?有谓此证乃大肠因热生炎,致成溃疡,故下脓血。《本经》谓石脂能消肿去瘀,故重用一斤,以治溃疡,复少用干姜之卒烈,以消溃疡中之毒菌。然仆闻之毒菌生于热者,惟凉药可以消之,黄连、苦参之类是也。毒菌生于凉者，惟热药可以消之，干姜、川椒之类是也。桃花汤所主之下脓血，果系热毒，方中何不以黄连、苦参佐石脂而竟以干姜佐石脂乎？且干姜虽止用一两，亦可折为今之三钱。虽分数次服下，而病未愈者，约必当日服尽。夫一日之间服干姜三钱，其热力不为小矣。而以之施于热痢下脓血者，有不加剧者乎？下利脓血，原有寒证，即小便不利，亦有寒证。注疏诸家，疑便脓血及小便不利皆为热证之发现，遂不得不于方中药品强为之解，斯非其明智不足，实因临证未多耳。今特录鄙人所治之验案二则，于下以征之。

奉天陆军军官何阁臣，年三十许。因初夏在郑州驻防，多受潮湿，患痢数月不愈，至季秋还奉，病益加剧。下多紫血，杂以脂膜，腹疼下坠。或受以龙眼肉包鸦胆子方，服之下痢与腹疼益剧，来院求为诊治。其脉微弱而沉，左脉几不见。俾用生硫黄细末，掺熟麦面少许，作丸。又重用生山药、熟地、龙眼肉煎浓汤送服，连服十余剂，共服生硫黄二两强，其痢始愈。

按：此证脉微弱而沉，少阴之脉也。下紫血脂膜（初下脓血，久则变为紫血脂膜），较下脓血为尤甚矣。因其为日甚久，左脉欲无，寒而且弱，病势极危，非径用桃花汤所能胜任，故师其义而变通之用。生药、熟地、龙眼肉以代石脂、粳米，用生硫黄以代干姜，数月沉疴竟能随手奏效。设此证初起时，投以桃花汤，亦必能奏效也。

奉天省公署护兵石玉和，忽然小便不通。入西医院治之，西医治以引溺管，小便通出，有顷小便复存蓄。若干西医又纳以橡皮管，使久在其中，有溺即通出，乃初虽稍利，继则小便仍不能出，遂来院求为诊治。其脉弦迟细弱，自言下焦疼甚且凉甚，知其小便因凉而凝滞也。为疑。方用人参、椒目、怀牛膝各五钱，附子、肉桂、当归各三钱，干姜、小茴香、威灵仙、没药、甘草各二钱。连服三剂，腹疼一便闭皆愈，遂停汤药，俾日用生硫黄细末钱许，分两次服下，以善其后。方中之义，人参、灵仙并用，可治气虚小便不利，椒目与桂、附、干姜并用，可治因寒小便不利，又佐以当归、牛膝、茴香、没药、甘草诸药，或润而滑之，或引而下之，或香以透窍，或温通以开瘀，或和中以止疼，众药相济为功，所奏效甚速也。

按：此乃因凉腹痛，小便不利，与桃花汤所主第二节之病同，故方中亦用干姜而愈也。

观此二案，知桃花汤确系治少阴寒痢之方，非治少阴热痢之方也。

（《三三医报》1924 年 1 月）

【编者按】

桃花汤方用干姜温中，主止血，肠澼下利；赤石脂甘平，主泄利肠澼脓血；粳米甘平，主益气止烦止泻。水煎成汤，色如桃花，故名桃花汤。凡肠内疮疡病，属寒实者，皆属赤石脂所治主证。赤石脂治为因寒而致腐烂之内部疮疡药，可补肠破及五脏破。《金匮要略·胸痹心痛短气病脉证治》篇赤石脂丸治心痛彻背、背痛彻心，当属膈膜破也，方用乌、附、椒、姜、石脂，以治阴寒邪甚、胸阳遏阻之心胸痹痛重证。桃花汤乃治寒痢滑脱，下利赤白之代表方，久泻虚寒滑脱，亦可用之。而所引医案，非用桃花汤之医案，旨在说明便脓血及小便不利非皆属热，亦有寒者。

辟柯韵伯谓麻黄升麻汤非仲景方论

许勤勋[①]

甚矣，《伤寒论》之难读也。后人读《伤寒论》者，或囿于一家之臆说，或误于几家之偏见，以致意绪茫然，漫无准则者比比然也。

即如仲景用麻黄升麻汤一条，其文曰："伤寒六七日，大下后，寸脉沉而迟，手足厥逆，下部脉不至，咽喉不利，吐脓血，泄利不止者，为难治，麻黄升麻汤主之。"明明以不当下，而医者误下之，以致邪陷厥阴，阳邪因误下而不

---

① 许勤勋（1900—1982）：即许勉斋，字勤勋，浙江余姚人。尝毕业于浙江中医专门学校，后曾执教于浙江医学院。学识渊博，其所著有《勉斋医话》（一作《勉斋话医》），对肾炎颇有独到之研究。另有《病理学》抄本行世，尚有《景岳新方摘要歌诀》《金匮方诀类编》等。

得宣泄，所以寸口脉沉而迟。其唾脓血，泄利不止者，亦以其邪浸淫于上下，总不得一宣发之故。手足厥逆，下部脉不至者，乃邪热深伏厥阴使然。仲景一片婆心，立此方以救之。其曰难治者，非谓不治也。韵伯不解此义，而竟谓无方，其自相矛盾，不待知者而后知也。予尝反复考之，仲景因症以立方，非立方以待病，病症错杂，用药亦错杂不一也。即不然如乌梅丸一方，既用椒姜桂附之辛热，何待乎连柏之苦寒，又何待乎参归之补养。乌梅彼酸收何也，韵伯谓是方广搜原野，冀获一兔。然诚如韵伯所说，则乌梅丸亦不中用矣。知乌梅丸之可用，则麻黄升麻汤，不可因其用药之错杂，而遂疑其非仲景之方，而故作粗工窃附之遁辞。予百思而不解也，予尝平心论之，韵伯长于论方，而拙于论症，故有此病。

惟俞东扶[①]先生对于此条方义颇有发明，可以救韵伯之失，亦可以释后学之疑。其言曰："是汤以知母、石膏合麻、桂、干姜，犹是越婢汤成例，其参入归、芍、苓、术、天冬、葳蕤，则因邪陷厥阴，寒郁热伏。又为下药重亡津液，故以辛温升散其邪，必兼凉润以制药之燥。"寥寥数语，已无剩义，可谓深得仲景之心者矣。彼韵伯者，其亦翻然悔悟否乎。我愿读《伤寒论》者，当活泼泼也，不可为一家或几家之说所围惑则幸矣，此特一端而已。

（《中医杂志》1926 年秋季）

【编者按】

许氏主张论方当先识证，麻黄升麻汤证乃误治而致邪陷厥阴，证属虚实夹杂，寒郁热伏，治当扶正祛邪、散寒清热，其读《伤寒论》法值得肯定。《伤寒论》麻黄升麻汤方后"令尽，汗出愈"，可知当有表证，故云"当汗出愈"。然麻黄用量大至二两半，石膏又仅用六铢，既非如麻黄汤之中风表证，又非大青龙汤之表证入里化热证，亦非越婢汤之风水表证，而当归、升麻各一两六铢，桂、姜、芍、术、苓、草、麦冬又各六铢，方药配伍错杂，剂量大小悬殊不合，故疑非仲景方。读《伤寒论》一百一十三方，惟乌梅丸、麻黄升麻汤两方用药

[①] 俞东扶：即清代医家俞震(1709—1799)，字东扶，号惺斋，浙江嘉善人。清医学家、诗人，有《古今医案按》十卷。

最杂,疑非仲景方,然为后人提示寒热表里、扶阳益阴并用之复方方法,亦有可取之处。

论《伤寒论》大柴胡汤原当有大黄无枳实

张锡纯

《伤寒论》大柴胡汤,少阳兼阳明之方也。阳明胃府有热,少阳之邪又复挟之上升,是以呕不止,心下急,郁郁微烦。欲用小柴胡汤提出少阳之邪,使之透膈上出,恐其补胃助热,而减去人参,更加大黄以降其热。步伍分明,出奇制胜,此所以为百战百胜之师也。乃后世畏大黄之猛,遂易以枳实,迨用其方不效,不得不仍加大黄,而竟忘去枳实,此大柴胡一方,或有大黄,或无大黄之所由来也。此何以知之?因此方所主之病,宜用大黄,不宜用枳实而知之。盖方中以柴胡为主药,原欲升提少阳之邪,透膈上出,又恐力弱不能直达,故小柴胡汤中,以人参助之。今因证兼阳明,故不敢复用人参以助热,而更加大黄以引阳明之热下行,此阳明与少阳并治也。然方名大柴胡,原以治少阳为主,而方中既无人参之助,若复大黄、枳实并用,以大施其开破之力,柴胡犹能引邪透膈乎。此大柴胡汤中,断无大黄、枳实并用之理也。至此方若不用枳实,而大黄犹可用者,因其入血分不入气能①,能降火不至伤气,故犹不妨柴胡之上升也。

(《中医杂志》1928 年秋季)

【编者按】

《论》曰:"伤寒十余日,热结在里,复往来寒热者,与大柴胡汤。"可知大柴胡汤证属少阳表证未罢,阳明腑实渐成,为少阳阳明两解之方。其服法后

---

① 能:从上下文看或为"分"字之误。

云："一方加大黄二两。若不加，恐不为大柴胡汤。"可知大柴胡汤方原无大黄，"一方加大黄二两"句，当为后人所加。大柴胡汤条文有"心中痞硬""心下急""下之则愈"字句，可知胃肠里实将成未成之际，但用枳实，一旦腑实已成，里证偏重，则并用大黄，表轻里重，不必畏其"开破之力"。盖因里证生于表证，泄其里则表亦和。故大柴胡汤中用枳实除满止痛，大黄推陈致新，涤荡肠胃。随证出入，圆机活法，则当有大黄无枳实，或当有枳实无大黄，自不必纠结矣。

桂枝去桂加茯苓白术汤症析疑

郭若定[①]

《论》曰："服桂枝汤或下之，仍头强痛，翕翕发热，无汗，心下满，微痛，小便不利者，桂枝去桂加茯苓白术汤主之。"注者款之，盖胸满无汗，忌芍之敛，表证不解，仍当主桂，《论》有明训，去桂当是去芍之误，云云。是说也，似是实非。

盖病有表里之殊，治有内外之别。夫同一表证，有邪客于表者，有内病应表者，表病虽同，治法则异。仲景所谓胸满无汗，忌芍之敛，表症不解，仍当主桂，言其常耳，未及变也。本汤之病，果是表症不解，何以服桂不愈，是必有因在矣。以吾观之，本汤内外之症，悉由水蕴气阻所致，而无汗小便不利，为本症之大眼目。以无汗则气无外达之机，小便不利则水无下泄之路，内外交阻，水既无出，气何由达。其不愈也，不亦宜乎。病非表邪，故去桂枝，症由水阻，故加苓术，本方用芍，亦与真武症之用芍同意也。唐容川曰：五苓散是太阳之气不外达，故用桂枝以宣太阳之气。气外达，则水自下行，

① 郭若定（1912—1946）：原名望，字幼钦，一作友卿或悠卿，笔名古剡人，浙江嵊州石砩人。祖兰余，父孝舟，皆业医。若定于1928年插班入上海中医专门学校第十期学习，1930年毕业；毕业后曾从夏应堂临诊，后回乡行医。著有《汉药新觉》《麻疹病学》。另与友人合编《明日医药》《医声》等杂志，为弘扬中医药学术不遗余力。

而小便利矣。本方是太阳之水不下行，故去桂枝，重加苓术以利太阳之水。水下行则气自外达，而头痛、发热等症，自然解散。无汗者必微汗而愈，然则五苓散重在桂枝以发汗，发汗即所以利水也。此方重在苓术以利水，利水即所以发汗也。实知水能化气，气能行水之故，所以左宜右有。要言不烦，先得我心者矣。

（《中国医学月刊》1930年3月）

【编者按】

服桂枝汤发汗或下后表不解，乃邪传入里，虽翕翕发热，证象桂枝，而头项强痛无汗，又似痉病（刚痉），复见心下满痛，小便不利，以其小便不利，此属表未解而水饮内停，停饮故心下满、微痛也。此表证而兼水饮，宜表里同治，故方仍桂枝之名，而无桂枝之实。方以术代桂枝以止痉，茯苓助芍药，利其小便而治心下结痛。据本方主证，还当以桂枝汤原方，加茯苓、白术取效，不必去桂。

《伤寒论今释》质疑（一）

祝敬铭[①]

川沙陆渊雷，为海上医家之一，著有《伤寒论今释》一书行世。陆君与余兄味菊交称莫逆，前数年，时相过从，相与谈化上下古今，故余兄引陆君为平生第一同志也。近日余每抽暇读陆君书，间有不如意处，特摘出而加以辨正，积久成秩，钞付医刊以供改进国医同志之研究。恐世人痛余为吹求，故首明陆君与余之关系，非有所标榜也。准春秋之义，陆君其许我乎。民国二十一年冬月，作者附识。

---

① 祝敬铭：生卒年不详，浙江山阴（治今浙江绍兴市）人，祝味菊之弟。1937年2月，参与民国中医救亡请愿斗争，被推举为6名总代表之一，向三中全会面递请愿书，要求国民政府实行五次全会决议案。

（1）伤寒脉浮，自汗出，小便数，心烦，微恶寒，脚挛急，反与桂枝，若攻其表，此误也（下略）。一卷四十一页。

按：此条乃生温低减①、放温亢进②，阴阳两虚之证。所谓脉浮，当系浮而微弱，细玩其方证便知。曰伤寒而不言太阳病，揣其意盖示较太阳病桂枝附子汤证为重，而又较少阴病附子汤证为轻之证也。设吾人临证消息为治，最低限亦得采用桂枝附子汤，始与经义不背，而免舛错，然犹恐药力不能胜病也。至桂枝汤虽非发汗峻剂，但阴阳俱虚者得之，也未有不增剧者。陆释谓："桂枝加附子汤之证，误服桂枝，充其量不过病不解，决不致厥冷咽干烦躁吐逆耳。"其言未可征信，汗出则伤阳，经义显然，陆说得勿大言欺人乎？

（2）太阳病，桂枝证，医反下之，利遂不止，脉促者，表未解也，喘而汗出者，葛根黄芩黄连汤主之。二卷六页。

按：此条乃桂枝证被误下，表邪内陷，表未解而里已成协热利，兼见喘而汗出者之治法也。所谓脉促表未解者，谓虽经误下致肠充血而成协热利，但自然疗能尚能有反抗向外之势，非谓头项强痛等症未罢也。何以知之？以促脉为心脏官能亢进，血流数急而血压不调，正实邪实之象也。本条如作两证解，则前者为生温未亢进，后者为生温已亢进也，但不得认后者之喘而汗出为表证已解与脉促无关之证。须知喘而汗出，乃表证误下后，自然疗能随即增加抵抗力而谋恢复，且有向外之驱势也。设此种自然疗能有向外驱势所成之喘而汗出，不得认为表未解之证，则所谓表证若非我所知矣。今更举一证，试将本条之"脉促者，表未解也"数字隐去，则文中所述之证象，究为实证耶，抑系虚证耶？吾恐仲景复生也不能判也。实者无论矣，虚者岂非亡脱之象耶？葛根芩连其可与乎？此等毫厘之差，贻误非浅。陆释谓："若下利而脉不促，喘而汗出者，则为热陷于里，表证已解。"且自知理有未当，更添设"病人必自觉心下痞满"之证，以圆其说，诚巧而辨，然失于凿，离实际远矣。未敢从同也。（未完）

（《医界春秋》1932 年 11 月）

---

① 指营障碍。
② 指卫障碍。

（1）属伤寒误表证，见脚挛急，为阳气已弱，不可攻表，故曰"反与桂枝欲攻其表，此误也"。心烦亦有阳虚证，读大青龙汤服法有云"若复服，汗出多，亡阳逆虚，恶风躁不得眠"句可以佐证。又如吴茱萸汤、茯苓四逆汤之烦躁，皆属阳虚烦躁。反与桂枝欲攻其表，误表而成坏病。此本属附子证，宜四逆汤。今桂枝汤误汗，令阴阳两虚，得之便厥，咽干，烦躁，吐逆，故与甘草干姜汤，亦即四逆汤减去附子以缓复其阳。

（2）此条为桂枝证误下变证。脉促者，表未解也。《辨脉法》云："阳盛则促，阴盛则结。"而文中以生温、放温诠释脉促者，乃当时中医科学化之时代特色。是脉促者，表证未解，里热已炽盛，转入协热下利。三阳都有下利，实证表属葛根，里属芩、连，葛根芩连汤治太阳少阳合病之下利。而陆氏所谓"病人必自觉心下痞满"并非言之失凿，桂枝证误下，每致心下痞，164条可佐证。

《伤寒论今释》质疑（二）

祝敬铭

关于桂枝芍药之药理

（1）"桂枝富有发挥油，其气芬香，能刺激神经，摄敛其弛缓，用于上冲之证，最著奇效。芍药能和缓组织神经之挛急，能助组织神经之吸收，故王好古谓其入肝脾血分。肝谓神经，脾指吸收作用也。"一卷一六页。

（2）"中风自汗出而脉缓，故以桂枝摄敛浅层动脉之弛缓，以芍药舒放内部之挛急。若汗不出之伤寒，而与桂枝汤，则浅层动脉愈紧张，内部之血管肌肉愈弛缓……桂枝亦称发汗，本论云：伤寒发汗，解半日许复烦，脉浮动者，可更发汗，宜桂枝汤。又云：太阴病脉浮者，可发汗，宜桂枝汤，是也。"一卷二二页。

（3）"惟脉促胸满，而主桂枝去芍药汤，似药证不相对，意者，芍药能扩张内脏间之血管，引起充血，胸满则胸部业已充血，故不宜芍药欤。"一卷二七页。

（4）"凡逐水诸方，及汗吐下诸方之骏快者，皆不用芍药，则芍药之当去无疑，逐水方多用桂枝。"一卷三九页。

（5）"血液少而血管缩，循环系统之机能衰减，故脉沉迟，加芍药者，弛放血管，疏津液之流委也。"二卷三一页。

（6）"用麻黄促进放温者，必合桂枝，不合桂枝，则但治喘咳水气。"二卷三二页。

（7）"此则过汗但虚其表阳，而有肌肉挛急之症，故用炮附而配以芍药。"二卷三二页。

将上述诸条归纳起来，大约是说"桂枝服后的生理变化，是使浅层动脉、神经（属于何部，未经明言，不敢臆断）紧张起来"。如何紧张法，虽无明文，根据学理可以认定的神经兴奋血管收缩（血管的紧张，虽有充血与收缩两种原因，观其论芍药说是"扩张内脏血管，引起充血"）。内脏与浅层血管无同时充血之理，可知所谓紧张即是血管收缩，神经血管有了这种变化，把弛缓了的病理的状态，恢复到生理的状态，这就是中风自汗用桂枝的理由，假使陆先生的本意是如此，我不曾误会的话，那么他承认"桂枝汤是发汗剂""麻黄要与桂枝合用才能发汗"的理论，就根本摇动了，因为浅层动脉收缩的时候便要出汗的话，不知是从何实验得来，此疑点一。"伤寒无汗不可与桂枝，因桂枝有使浅层动脉愈紧张的原故"，如今麻黄不能发出汗来，须要桂枝去使浅层动脉愈紧张一下，汗便出来了，这又是何理由呢？此疑点二，有了这两个疑点，桂枝是否使浅层动脉紧张（收缩）的话，当然成了问题，若要知其所以然，只有请陆先生重新解释一下，芍药服后的生理变化，更是令人不可捉摸，既说"能和缓组织神经之挛急，能助组织神经之吸收""能扩张内脏之血管，引起充血"又说脉沉迟的"加芍药者，弛放血管，疏津液之流委也"好像又不单是扩张内脏血管，反能紧张浅层动脉了，所谓脉，想必不会不是浅层动脉罢，然则芍药桂枝汤内便扩张内脏血管，在桂枝新加汤内便扩张浅层动脉,同一芍药同一类方,不过分量不同,便会表现两种绝对相反的功效,不能不叹服芍药万能,此中奥理,较五运六气尤为玄秘?非小子所敢探讨矣,至于所谓"芍药能助组织神经之吸收"虽不知其意何指,但观其言"弛缓内脏血管,引起充血"言"弛缓挛急"言"脾指吸收作用"言"凡逐水诸方,及汗吐下诸方之骏快者,皆不用芍药",好像是说肠胃内的营养料和水分被吸收到血液淋巴里面去,又好像是说的淋巴血液被吸收到细胞里面去,虽不大明白,但认为所谓的吸收,仿佛像海绵吸水一样,只是吸入的(若要排出,便与芍药之力洽相反对,就得用苓术了)。大概是这样的意思,不过就愚所知,微有两样,芍药服后,可使人大便溏薄,古人说过,事实也告诉过(但不是陆先生医报发表"治痢重用芍药,能舒肛门括约肌挛急"的理由)(见《医报》一期)。因为芍药纵然能使谷道宽松,以利排粪,而粪便溏薄,则绝非受谷道宽松的影响也——陆先生说芍药能扩张内脏血管引起充血,外国医证明痢疾好像是肠发炎,发炎之肠再加充血,大约有危险,芍药治痢之理似乎不可通。达人知机,而创舒肛门括约肌挛缩之说,言固巧矣。其奈矛盾何,避实就虚,信笔臆造,旧国医之惯技。不料适用于自命为新国医之领袖者,吁嗟乎! 国医前途,余欲无言,所以对陆先生芍药助吸收之说,不能不怀疑,很希望陆先生自己实验一下,然后再报告出来,则国医获益无量。如陆先生拘于惯例不肯通融,则铭亦愿执遥从弟子礼,幸陆先生有以教之(附注,前期本文"病余为吹求"之病字,被误刊痛,"则所谓表证者"之者字,被误刊若,特此更正)。

(《医界春秋》1932 年 12 月)

【编者按】

陆渊雷为近代中西医汇通派代表性医家之一,倡导"中医科学化"。本文所引《伤寒论今释》系陆渊雷"取古书之事实,释之以科学之理解",综合前人注疏,参考日本医家研究成果,并结合西医药理分析,对《伤寒论》采用科学理论予以诠释的一种尝试。本文所论乃陆渊雷根据药理阐述桂枝、芍药之生理变化。虽饱受争议,但确实为中医现代化作出了早期探索。

《伤寒论》少阳病柴胡证之研究

张山雷

世之谈少阳病者,习见《内经·热病论》及《伤寒论》三阳次序,均是阳明居先,少阳后。必谓阳明为病,已是里热,而少阳且在阳明之后,当属肝胆火炽之证。而本论之所谓往来寒热,胸胁苦满,默默不欲食,心烦喜呕,胁下痞硬,种种见证,仲景明明以小柴胡汤主治。又见夫伤寒中风,柴胡证条中,且谓但见一证便是,不必悉具。而上文所举各证,则皆为温热病中所恒有。自宋以来,仲景书盛行于世,凡此诸候,当然援引本论"但见一证,不必悉具"之例,无往而不当径授小柴胡汤。仲师心法,即在此中,笃信好古,学者不当如是耶!

然每览前人治案,凡用大小柴胡汤以治热病,在叙述者虽自谓如何得效,然亦多自叙服药之后,时有变幻加剧见证。间尝平心思之,明是柴胡误表误升之弊(《王氏孟英医案》所述柴胡坏证甚多,即其他诸家医案中亦多有之,不佞所辑《时病古今医案平议》言之详矣)。而参以自己卅年经历,则所见时病坏证,凡为柴胡酿成者,尤其指不胜屈。是以不佞治病,苟其表寒尚盛,里未蕴热,寒热往来,尚未得汗者,未尝不一用柴胡。设使热盛脉,劲则凡是表药,无不畏之如鸩。而仲景书之小柴胡全方,且居恒私语,每以为时病中绝少此对药之证。颇怀疑于仲景之所谓柴胡证者,究属何等之候,思之二十余年,终是莫明其妙,参考群贤《伤寒论》注,纵使各抒伟论,大费心思,而以愚观之,均觉雾里看花,蒙蒙莫辨天日。

惟是伤寒之论,有如日月经天,江河纬地,而小柴胡一方,尤为仲师习用要药。本论反复申明,不嫌词费,必不作欺人之语。不才未能窥透奥旨,究竟所识未到,继而仰首遐思,读书之法,凡遇必不可通之处,苟能放大眼光,四面参证,当自有溪然贯通之一日。或且须于无字处求之,亦能悟性古人未言之隐。因以本论小柴胡汤各条,细为寻绎,则少阳篇明有本太阳病不解,转入少阳一节,所叙见证,则胁下硬满,干呕不能食,往来寒热,尚未吐下,而是证之脉,则为沉紧,治则小柴胡汤。乃始恍然于柴胡所治之少阳，是为太阳表寒未罢，而与少阳合病，非惟内无郁热，抑且表寒入里，遏抑少阳之气，闭不得宣，所以于脉应之，不仅为太阳之浮紧，而沉部亦紧。宁非太少合病，里亦有寒之证，则斯时之胁下硬满，干呕不食，均为寒气窒塞而然，自然宜于温升疏散，柴胡轻扬，庶为合辙。若在阳明既热以后，而与少阳各证并见，则肝胆阳焰，俱已横逆恣肆，其脉必无沉紧之理，仲景处此，当然不用柴胡温升散表之药。逮乎宋金元明诸公，所治温病少阳各证，胸胁苦满，心烦喜呕，无非痰热交结，肝胆阳升之候，斯时之脉，必不且沉且紧，而后以柴胡升之，参甘大枣腻之，宁不助桀为虐？嗟乎！辨脉认证，元是治医之吃紧关头，奈何宋后诸贤，止知有少阳病之"但见一证，便属柴胡"，而皆若未见有少阳之脉沉紧一条者，则又何往而不偾事。且少阳篇更有少阳之脉弦细一条，亦是此旨。学者苟能合而观之，会而通之，当必有恍然大悟者，必不谓不佞斯言，竟是向壁虚构。夫以仲景确有指示之明文，而读其书者，皆若未尝一见，且许多注家，亦无一人体会及此，随手敷衍，都为呓语，乃使柴胡一药，竟作害人毒品，夫岂仲师当日所能逆料。此不才之所谓四面参证，一旦贯通者是也。若谓于无字处求之，则本论中更可觅得一无形之证据，盖仲景既以太阳、阳明、少阳三者，各为篇次，苟其少阳病之柴胡汤证，必在阳明大热之后，则皆当编入阳明篇后，少阳篇中，自成一队，何以仲景所用柴胡汤诸节，多在太阳篇中，而少阳本篇，反是寥寥无几。即此可知太阳篇内之柴胡证治，均为太少两阳合病之寒证，而绝非阳明少阳合病之热证。然则凡遇热病之少阳见证，而妄引仲师成例，浪投柴胡者，直是抱薪救火，为虎傅翼作用。宜乎病随药转，变幻滋多，此层至理，竟是古今名贤，绝少有人悟到。不佞为此创论，得毋好奇太过。

　　然证以三十年之见闻阅历，窃谓药理病情，必如是而始能针对，爰抒所见，为学者告，是乃读《伤寒论》之一大关键。庶乎而今而后，少阳热病，不致复为柴胡所苦，或亦足为不佞治医之小小贡献云尔。

（《国医公报》1933 年 10 月）

【编者按】 ....

　　读《伤寒论》全书，柴胡汤方所用最多。《论》曰："伤寒中风有柴胡证，但见一证便是，不必悉具也。"虽《本经》载柴胡"味苦平"，而实则性偏温散，以《论》有服柴胡汤"必蒸蒸而振，却发热汗出而解"句。全论麻黄汤发汗，桂枝汤发汗，只小柴胡发汗有此蒸蒸而振，按蒸蒸者如入温室，振者振奋貌，言柴胡汤服后，如入温室蒸汗，昏昏闷闷却一振而起，发热汗出而解。此与服麻桂发汗需温覆助药力迥异，小柴胡汤但言温服，无温覆及饮热粥一升余，以此可知柴胡温散发汗之力，故金元四大家李东垣将柴胡归属升散。

以乾嘉以来，江南温病学说盛行，而于伤寒温病，辨证混淆不清，尤其少阳中风柴胡一证，或曾经温病误认伤寒，误治致死，故有柴胡劫肝阴，葛根伤胃液之戒，此为深明柴胡性味者也。如不属温散，何能升清阳，何能劫肝阴而动内风乎？既有柴胡劫肝阴之说，则必不属苦寒。而今归属苦寒，大学教材所论风热表证之辛凉解表，却并无柴胡方例。观叶天士、王孟英，终身不用柴胡解表，或因于此。温病误用温药，必致痉厥，甚则不治。此《伤寒论》早有明文为戒，《论》有"若被火者，微发黄色，剧则如惊痫时瘛疭，若火熏之，一逆尚引日，再逆促命期"，即指温病误治之变证也。

文中所言："何以仲景所用柴胡汤诸节，多在太阳篇中，而少阳本篇，反是寥寥无几。即此可知太阳篇内之柴胡证治，均为太少两阳合病之寒证，而绝非阳明少阳合病之热证。"即少阳无独立病，以少阳有表入太阳，为太阳少阳合病；有里入阳明，为少阳阳明合病。少阳无主方，而小柴胡汤为太阳少阳阳合病中风表证之方，明矣。

桂枝加桂汤证治新论

侯敬舆[①]

按《伤寒论》第一百二十二条曰："烧针令其汗，针处被寒，核起而赤者，必

发奔豚。气从少腹上冲心者,灸其核上各一壮,与桂枝加桂汤,更加桂二两也。"

　　本条言太阳病误用烧针,针处又被寒而起之变证也。烧针者,针性本寒,用时必须烧之使温,即今烧艾于针根之法也。《玉机真藏论》云:"风寒客于人,使人毫毛毕直,皮肤闭而为热,当是之时,可汗而发也;或痹①不仁肿痛,可汤熨及灸刺而去之。"此以艾火灸热其针,而劫取经脉之血液以为汗也。针处被寒,言寒气从针穴侵入也。核起而赤,言针处之内部变为红肿,高起如核也。则此证由太阳病烧针迫汗,针处被寒而起,太阳病肌腠本郁,血行迂缓不畅,法宜解肌,乃不用桂枝汤,反烧针迫其汗,不但肌腠之郁不得解,血液为大热所逼,流行愈迂缓而不畅。虽得汗,而太阳病仍在,肌郁转增,若针处复被寒气,则针孔左近之动脉毛细管,骤然感寒紧束,血为凝而不流,壅遏瘀塞于其处,乃肿胀坟起如核,血色外现而赤。夫肺之呼吸,所以吸取孔气中之酸素,以酸化血液者也,故血液流行之时,常有一部分气体随之流转周身。今针处被寒,血管毛细管紧束,血液凝而不流,则血中气体又因之凝滞,不能流散,乃由虚处溢出于体外,惟肌腠因太阳病未解而郁,又由烧针而更郁,气体自不能溢向肌肤之中,只有向内流溢。然身之上半,方受火迫。胃未必虚(虚者无火邪之谓也),二肠在乎下焦,距烧针也远,故虚而无邪(即二肠中并不郁也),气体即从此处溢出于肠中。气性上升,肠中溢气,必自少腹上冲,而入于胃。胃在心下,故如上冲心也。古人不明此理,又以下焦为肾之分,故妄云肾气,不足凭也。若烧针之后,见此证象者,知针处被寒所致。因灸其核上各一壮,核得火灸之热,寒气既散,动脉毛细管遂得宽纵,血液乃能流行。血行既通畅,气自不溢,而奔豚势衰矣。然肌郁之未解,血行之迂缓,以太阳与火热之两阳并邪未解也。奔豚之势虽衰,而不能即时停止,必与桂枝加桂汤。桂枝汤所以解太阳之肌邪,解肌腠之郁,而畅血液之流行,特肌因烧针而愈郁,血因烧针而愈不畅,桂枝汤尚不能胜此重任,必再加桂二两,以增大其能力,方能使郁解而血畅。循环无碍,气得周转,而奔豚自止矣。古来于桂之一字,或谓牡桂,或谓肉桂,或谓桂枝,纷纷聚讼,莫

---

　　① 痹:同"痹"。痹症,中医指由风、寒、湿等引起的肢体疼痛或麻木的病症。

衷一是者,皆不能了然于此气之来源耳。是以桂枝汤亦能治上冲之轻症,以汤中桂枝量少也,加桂汤更能治太阳病肌郁甚之重症,以汤中桂枝量多也。神运而变通之,妙用无穷焉。

(《国医公报》1935 年 5 月)

【编者按】

桂枝加桂汤所治乃阳虚素寒,复因烧针取汗,寒邪乘虚上犯,而发奔豚,气从少腹上撞心。桂枝汤重加桂满五两,所以解肌以泄奔豚也,一如 65 条苓桂甘枣汤之"发汗后,其人脐下悸者,欲作奔豚"。故文中言:"以桂枝汤亦能治上冲之轻症,以汤中桂枝量少也,加桂汤更能治太阳病肌郁甚之重症,以汤中桂枝量多也。"

生姜泻心汤治长期水泻之神效

陈应期[①]

客有问于余曰:先生言水泻,则所泻皆水,其为虚寒之证也?毫无疑义,兼之泻到长期,全谷不化,岂不是中焦无火,冷到极处乎。缘何治疗之法,反以生姜[②]泻心汤耶?得毋谓以水导水,因其泻而泻之,泻净则自然无恙。果尔,则倾泻不止,势必本变厉加,将有不可以收拾,伊谁之咎欤?虽曰暖胃有干姜,散水有生姜,第不该又用芩、连之下降,而复夹之以参、夏、枣、甘诸味,是殆寒热并进,混乱杂投,真有解人难索者也。余曰唯唯,信如子言,寒极无疑,似真少火,究竟果的是寒,则冷痢水泻,大泻频泻,必然脾败胃

① 陈应期:字兆瑞,生卒年不详,清末民初岭南医家,广东翁源县人,曾任翁源中医研究社社长,著有《医学实录》一书,及《国医存废与国家兴亡之关系》《麻疹之研究》等文。为《杏林医学月报》《医林一谔》和《健康医报》的赞助人。主治内科,擅治咳血,其医务所在广东翁源龙仙市上街济生堂。陈氏是位以临床研究为主的多产作者,以 60 篇的发文量居《杏林医学月报》作者榜首。

② 姜:原文作"羌",结合上下文,显系刊误。后文类似情况颇多,均径改,不再一一出注。

绝,命早休了,何以长期泻水,历日久而犹生存乎?吾则谓中下两焦固是虚寒,而上焦未必无火,盖火气薰蒸,血液化水,与夫中州所蓄之水,咽喉所食之物,倏①同粪水以泻下,此亦事无足怪者。参观夫火盛燎原,火愈大,风愈烈,火借风威,风助火势,尔时执鸡毛以试火,极力掷去,却被火尾之风,吹过火坑之外,而鸡毛竟不致烧,其原质还可以拾取。从可知上焦之火,热焰力猛,有如食甫入胃,不待脾与胆汁之化,逼而迫之,立即从大肠疴出,全谷依然,此其理不又相同耶。请读《伤寒论·太阳篇中》有生姜泻心汤,注云:伤寒汗出邪解之后,胃中不和,不和则气滞内结,故心下痞硬,不和则气逆倒涌,故干咽。因之谷不磨而作腐,故食臭,水不化而横流,故胁下有水。而且水谷不消,糟粕未成,从而泄泻。腹中雷鸣下利者,此汤主之。谨按汤名泻心,而生姜冠首,窃以为生姜行水,而泻少阴之心火,以火隔上焦,而心下则痞硬,取黄连以泻之。若不泻其火,则火不下中焦,而胃中亦不和,取干姜以温之,生姜以散之,枣甘以调之。且不泻其火,则火必薰于上,而格于下,所以干噫而食臭,取黄芩以下之,半夏以降之,人参以润之,实在无非是心火之盛,由痞硬而阻隔,遂致火自火,而水自水,水火不交。有水横胁下,水积腹中,响以雷鸣,其鸣也,肠响也,肠响之水声,一如雷鸣之水下,此亦形容其下利之水泻耳。所以然者,三焦决渎司水,水寒固泻,三焦焦字从火,火化亦泻。总而言之,读书须觉间,句下毋容泥,第须当于有字处求之,尤当于无字处寻之,斯能得其真谛耳,爰书验案数则略举以发其凡。

逊清光绪末年,翁源蓝青河陂头,何云溪伊妻胡氏,年二十许,水泻数月,日夜数行下。医家与病家,认作寒证,责在中州,谓其堃不固,堤岸溃崩,因而水泻,非姜附不为功,乃服理中汤如故,四逆汤如故,白通加吴萸、粟壳、玉蔻、故纸之类,更为不合。始行求余订方,据说泻经长时,全谷不化,余无别病,现然虚寒。余便诘他,谓陵剂姜附,如何不能驱寒,而反致增剧。恐怕还是心下痞硬,腹中雷鸣下利之证,不然,何以姜、附无效,姑以生姜泻心汤试之。谁知服仅一剂,泻却立除。翌日,即将原方俾前医一览,问此方可与

---

① 倏:原文作"倐",俗字,同"倏",极快地。

拙荆服否？前医摇首，频挥不可，伊却笑声哈哈曰：神效神效，药到病瘳，覆杯见愈，感激奚如。

厥后民十八年夏五月，龙仙牛鼻沟，何皇林伊妻，五十余岁，自行求医，问渠何病？答说去年三月，腹响水泻，泻到于今，既年余矣。未知有无医否，老妪家本贫穷，无赀取药，今不得已，请订一方，聊以试罢。余亦与以生姜泻心汤。服后二日，伊复笑嬉嬉来，欢呼先生，谓侬病经愈，还事再服。余谓病退药止，何多吃焉？同时，龙仙陂下，官姓妇，年届不惑，亦是同病相怜，泻得多时，俱是痾水，服药无效，伊夫不理，自求订方，均与生姜泻心汤。一剂知，二剂已。

迨民廿一年夏八月，李村张中古伊妻，四十余岁，也是水泻长期，百药罔效，其身无寒热，其腹有雷鸣，只是下利不止。伊儿前来，求余订方，却是依样葫芦，照旧画去，总予生姜泻心汤，两剂霍然。

民廿二年夏四月，九牛铺，余甥孙罗秀民，伊次儿蔚篇，年方九岁，天天水泻，两越月矣。伊认作寒，屡服四逆理中等方，毫无效果，抵舍问余，谓篇儿水泻许久，姜附难以止痾，究竟如何乃可？余谓上热下寒，不无痾泻，第须辨其所泻，或是水还水，渣还渣，此乃心下痞硬，腹中雷鸣之下利也，却是胃中不和，以致如此耳。须服生姜泻心汤，不过一二剂便愈，后亦果如所言。

俗语云：认证不着，罔投汤药；认证果着，服下安乐。信然。

（《杏林医学月报》1935 年 8 月）

【编者按】

生姜泻心汤见《伤寒论·辨太阳病脉证并治》："伤寒汗出解之后，胃中不和，心下痞硬，干噫食臭，胁下有水气，腹中雷鸣，下利者，生姜泻心汤主之。"心下痞坚，胁下有水气，腹中雷鸣，既有结食在胃中，复有水气在胃外，水气下趋而作下利。症与半夏泻心汤不同，故是方增生姜四两，减干姜为一两，泻痞轻而重在温散水气也。生姜、干姜并用，以并有吐利也。此文旨在提示医者，见长期水泻甚则完谷不化，并非皆属中阳虚衰，亦有寒热错杂、水气内停之证，不可不知。

《伤寒论》中五泻心汤之功用

邵近仁

泻心者，实为治不循法而误下成痞结之治也。盖表邪未罢，法当先治其表，而后治里。乃反其正轨，不当下而下之，或则阳邪传里为结胸，阴邪传里则作痞。下之太早，即是《伤寒论》所云："脉浮紧，法当汗出而解，今复下之，紧反入里，则作痞。按之自濡而不痛，但心下痞耳。"不若结胃证，其状硬满不通，邪结胃中，故按之痛也。邪被误下虽同，病之虚实则异。结胸按之痛为实，而用陷胸之硝黄。心下痞按之濡为虚，而用泻心之连黄，取气不取味，以其质薄，气轻泻缓也。

治法亦因之而有缓急之殊，感邪之或有不同，故泻心汤亦有大黄、黄连、生姜、半夏、附子、甘草等五法焉。惟方中之芩连二味，以其为必用之主药者。盖痞证为下后之虚热，故以苦寒之品，以泻实火，复增诸生姜、甘草、半夏、附子等泻心法者，为应其病机之转变，而不损减苦寒之芩连，不失为泻心之主方。兹以去黄芩之轻清，而益以大黄之急泻实火，名之为大黄黄连泻心汤。治心下痞，按之濡，脉关上浮，乃伤寒下后虚热之证。何易芩以用大黄之苦寒猛烈，以泻实火，似脉沉而实热之证象，而非虚热之所能当此者。然仲景只用二味，以麻沸汤渍之，须臾去滓，但取其味薄气轻，猛药轻浮，不致直下，仍可荡涤其在上之虚热。芩为清热，大黄为荡热，此为前贤用药之奥妙，治病之精当。

附子泻心汤，治心下痞，而复恶寒汗出者，为误下后，虚阳内伏成痞，卫外之阳不足。故用三黄苦寒以泄热除痞，有大黄之猛，仍仿麻沸汤法，加附子性温，三黄再泡，而附子用煎。一以清虚热，一以重固外阳，则汗出恶寒可愈。而苦寒与辛温并用，使邪之外内均解。

伤寒少阳病，为柴胡证具，反以他药下之，邪由少阳乘虚留滞于心下，则变为但满而不痛之痞，不宜柴胡汤，而主以半夏泻心以通其痞。方中黄连、黄芩之苦寒,亦泄其痞热,加半夏、干姜辛散其痞,佐人参、甘草、大枣之甘缓,以辅其脾胃之正气。

伤寒或中风,乃是表邪未已,医者不解其表,而反下之,其人下利,日数十行,里虚胃弱,纳谷不化,腹中以致雷鸣,心下痞硬而满,干呕心烦,不得安寐。医见心下痞,妄谓病尚未尽,复攻下之,胃气更虚,邪复内陷,其痞益甚。此非热结在胸,误于重下而但胃中虚,则客气上逆,故使硬也。此其方治即与半夏泻心法相仿,而但倍加甘草为君者,以其邪气在表,而重复下之,虚其肠胃,而致下利,食谷不化,腹中雷鸣,干呕心烦,因重损其脾胃之气。故仍用半夏泻心汤,特甘草倍重其量,而为甘草泻心汤,以益脾胃之气,邪得分化而解。据《伤寒论》所载,益甘草去人参,较之半夏泻心证象,因二次误下之后,重虚其里,岂有反去人参之道者乎,抑或传抄之漏,定非仲圣之心裁。

伤寒汗解后,胃中不和,心下痞硬,干噫食臭,胁下有水气,腹中作雷鸣之声,而致下利者,此虽汗出外解,而津液已亡,内动胃气。盖胃为阳气之本,津液之主,大汗伤津,而致胃中空虚,客气上逆,心下痞硬。胃虚则不能积消谷,积滞陈腐,故令干噫食臭。汗后而味未尽,胁下有水气,腹中雷鸣者,脾土弱而不能制水也,亦即与半夏泻心法,另加生姜一味,而以生姜为主,名曰生姜泻心汤,以扶土益胃。

以上诸证之错综,惟治之以泻心为名,实亦有赖于脾胃,胃所受水谷,脾主以运化,胃强脾健,水谷分化,百邪外御,而中焦治。仍得复有留滞,或侵侮之邪,所云脾胃为后天之本不诬也。泻心为攻剂名称,实乃因误治而正虚邪留,以攻用药,寒热并进,攻补兼施。其证虽杂,而立方诸法,悉采《经》旨,方药病证,无不吻合。医者于变化诸病,加意研究,则用药悉当矣。

(《复兴中医》1940 年 5 月)

【编者按】

表证误下,邪陷入里,但其内有形实邪尚未形成,故但作痞。痞非结胸,当无下法。大黄黄连泻心汤所治心下痞,热而未实,无形热邪,故用麻沸汤渍之,取其轻扬之意,泻热而非猛攻。附子泻心汤,配入附子温表阳,此内热外寒之治法,更妙在麻沸汤渍三黄,绞取汁,而附子另煎,意在泻痞轻而扶阳重。诸泻心汤黄芩、大黄或用或不用,然黄连一味无不用之,心下痞非黄连不治。半夏泻心汤,与干姜同用为治寒热夹杂之心下痞。生姜泻心汤,重用生姜温散水气,以治肠鸣下利。甘草泻心汤,以甘草取名,并重用之,合人参(本方当有人参,《金匮》甘草泻心汤方有人参三两)、大枣,旨在缓中补虚。此五泻心汤之大意也。

附子、乌头、天雄辨

刘民叔

　　《神农本草》为两汉以来,师学相传之古经,至仲景录传,始大行于世。其产地采时诸注,则为其师张伯祖之所附也,故汉注多精审可靠。按附子条下注:"冬月采为附子,春采为乌头。"缘乌头为母,附子为子,次年则又附子为母,而更环生附子也。又乌头条下注:"正月二月采,长三寸以上为天雄。"天雄条下亦注:"二月采根。"然则天雄、乌头,为同时采取者。乃辞典谓为八月采,岂天雄较附子为早熟耶? 盖附子、乌头,以冬春采时为别,而乌头、天雄,则又以有无附子为识。乌头体团,有子附生,性雌故也;天雄形长,独生无子,性雄故也。《神农本草》并载无遗,且鼎立而三,不分轩轾①,固知附子象子,天雄象父,乌头象母,此三品为同种异用者也。

　　又附子以八角者良,《外台秘要·十四》载蜀附子云:"三大者一枚,生用去皮八九破,重一两者有神。"是必大者乃有八角,有八角者,乃得气全,力足也,若偏侧而体较小者,名为荝子,通称侧子。至于再偏而更小者,则名蒿子,亦名白附子,俗称漏篮子,误者皆环生于乌头。故附子象长子,侧子象次子,漏篮子象幼子也。或以附子边角之大者为侧子,则甚位矣。古方间有用

---

①　轩轾:固定词组,喻为高低优劣之分。

侧子以治风湿偏痹之证,而漏篮子则用者甚少,以其赋性不厚故也。南宋吴拙庵撰《传信适用方》[①],载蜀人王季远煎附子法,用"生大附子一个重九钱以上者"。又"酒煎附子四神丹",用"附子及七钱以上者"。又"八味圆问难""附子多是重,三四钱此是漏篮侧子,大热有毒,侧子者所以发疮"。其知附子有大小轻重之用匙矣,唯以漏篮侧子,较附子尤为热毒,岂理也哉?然医者当宗《伤寒论》以附子为子,《千金方》称附子与乌头、天雄为三建,而不及侧子、漏篮子。又《太平御览·九百九十》引《博物志》云:"物有同类而异用者,乌头、天雄、附子一物。"原注:"春夏秋冬,采之各异。"亦未及侧子、漏篮子,盖皆知《神农本草》之经义者矣。

考"乌头味辛温,主中风恶风,洗洗出汗,除寒湿痹,咳逆上气,破积聚寒热,其汁煎之,名射网,杀禽兽,一名乌喙"。比之附子,则附子为纯阳,乌头为老阳,老阳故毒也。又考"天雄味辛温,主大风湿痹,历节痛,拘挛缓急,破积聚邪气金创,强筋骨,轻身健行,一名白幕",揆诸天雄主大风寒湿痹,加一大字,可知天雄之象父者,必较附子、乌头之力为雄。《孝经》云:"严父莫大于配天。"此天雄之所以名天雄钦。乌头、天雄,在《本草》虽无主治痿躄之明文,然检其一主中风寒湿痹,一主大风寒湿痹,及拘挛缓急,强筋骨,轻身健行,试与附子所主之"寒湿痿躄,拘挛膝痛,不能步行"互为此证,则其疗躄之功用,又已跃然于心目间矣。

(《国医砥柱月刊》1944 年 5 月)

【编者按】 ···

附子主产四川江油、彰明两县,其地处涪江两岸肥沃平原,为四川特产,其家属有五,曰附子、乌头、天雄、侧子、漏篮子。乌头为附子之母,今曰川乌者也,其野生者为草乌,大逾川乌。附子为生于乌头四围之小子,其大盈握,重一两以上,八角者良,谓其气全力足也。其较小于附子者名侧子,再小于

---

① 《传信适用方》:南宋吴彦夔著,书中所选诸方或来自民间所传的经验效方,或撷自当时的各家验案,大多附记医方的传者姓名及治验记录。方剂主治范围包括诸风、感冒、中暑、心痛等三十余类病证。

侧子者名㶶子,俗称漏篮子,言其体小而篮不能盛,漏出篮下也。古方有用侧子以治风湿偏痹之证,而漏篮子则用者甚少,仅治冷漏恶疮,以其赋性不厚故也,是方用当以附子为正。

所言"附子象子,天雄象父,乌头象母,此三品为同种异用者也",可参邹润安《本经疏证》附子条曰:"乌头,老阴之生育已竟者也,天雄,孤阳之不能生育者也,附子,即乌头、天雄之种,含阴苞阳者也。"故天雄象父,乌头为母,附子为子,则附子为纯阳,乌头为老阳,老阳固毒,而天雄必较附子、乌头之力更为雄武也。

而白附子原非附子家属,生砂碛湿地,独茎细叶,根长圆形,内外皆白色,因其形态与附子近似,故名白附子。性味辛温,功能祛风化痰、逐寒湿,主中风痹证,为治风止痛药,而以头面上部者尤胜。

第四章　六经考据

述伤寒六经各家异义

刘景素[①]

　　窃谓伤寒一症，最为繁赜。就广义言之，如《难经·五十八难》曰："伤寒有五，有中风，有伤寒，有湿温，有热病，有温病矣。"就狭义言之，由小雪、大雪、冬至、小寒，此六十日为正伤寒之期，际此而病者，方可名之曰"伤寒"也。虽时贤章太炎先生之确论，素以为广义之伤寒者，浑称感证，多因表受寒邪而发者也；狭义之伤寒者，谅由吴、叶以温病多而伤寒少，方有狭义伤寒之说欤！西医对于伤寒，译名"小肠坏病"，东医对于伤寒，名"肠窒扶斯"，要同以杆菌蔓延，为致病之大因也。但西医详叙伤寒分三周病型：第一周头痛寒热，似中说之太阳证；第二周高热不退，谵语便结，似中说之阳明府证；第三周热甚弛张，心机衰弱，似中说之少阴证。以视夫中医之伤寒以三阴三阳为纪，殆默寓以天之六气，与人之六经，有感应之关系，岂仅以六经钤百病而已耶？然试就柯韵伯六经病之提纲言之，如"太阳之为病，脉浮，头项强痛而恶寒""阳明之为病，胃家实""少阳之为病，口苦，咽干，目眩""太阴之为病，腹满而吐，食不下，自利益甚""少阴之为病，脉沉而微细，但欲寐""厥阴之为病，消

---

　　① 刘景素（1876—1947）：名润苍，以字行，辽宁沈阳人，沈城著名儒医，德技皆佳，创办《奉天医学杂志》，学术上推崇刘完素，专研讲授《内经》《伤寒》，临床上善治各类疑难病证，著有《医会讲义十门》《脉里抉微》《初等诊断学》等。

渴,气上冲心,心中疼热,饥不欲食,食即吐蛔"。愚以为此不过每篇第一节发端之辞,不足指为提纲也。日人喜多村之言六经也,谓本经无六经字面,所谓三阴三阳,不过假以标表里寒热虚实之义,固非脏腑经络相配之谓也。三阴三阳者,又所以标病位也。阳刚阴柔,阳动阴静,阳热阴寒,阳实阴虚。凡病属阳、属热、属实者,谓之三阳;属阴、属寒、属虚者,谓之三阴。细而析之,则邪在表而热实者太阳也,邪在半表半里而热实者少阳也,邪入胃而热实者阳明也;又邪在表而虚寒者少阴也,邪在半表半里而虚寒者厥阴也,邪入胃而虚寒者太阴也。若表热甚则里亦化热,故里虽热而病未入胃,尚属之太阳;表寒甚则里亦化寒,故里虽寒而病未入胃,尚属之少阴。究之少阳与厥阴共病,羁留于半表半里间之代名词也。故不论表里寒热,病总胃中者,谓之阳明太阴。盖六病之次,阳则太阳、少阳、阳明,阴则少阴、厥阴、太阴。但阳则动而相传,阴则静而不传。然其传变,则太阳与少阴为表里,少阳与厥阴为表里,阳明与太阴为表里。是以太阳虚则是少阴,少阴实则是太阳,少阳虚则是厥阴,厥阴实则是少阳,阳明虚则是太阴,太阴实则是阳明,乃病传变化之定理,三阴三阳之大略也云云。再证诸华佗,《千金》引其说云"凡伤寒,一日在皮,二日在肤,三日在肌,四日在胸,五日在腹,六日在胃",亦是分六层以记病之表里之次也。由是而知六经者,就入体所著之病状,名其界限之符号也。彼《灵枢·经脉》篇所谓"足太阳起于目内眦,上额交巅,挟脊下行,终于小趾"等等。诸经脉称虽为六经,或名为十二经,实非仲景所叙伤寒六经病之谓也。黟古之贤哲,每以《灵枢·经脉》篇之六经,认为伤寒病局,亦属此六经,殊不识《灵枢》为王冰袭《甲乙经》变相之伪作,复不识伤寒六经为区分外感病状各种局势之代名词。可慨也夫!幸得东医薪传之精论,庶六经之理,可大白于医林也已。所可异者,《医论选》卷五,陆君平一述其家君之言,谓伤寒分经论病,实开万世之蒙,是说也其然,岂其然乎?

（《沈阳医学杂志》1926 年 4 月）

《伤寒论》以六经分篇未言手经及足经后世论温病者言入手经不入足经且谓温病不宜发汗义

张锡纯

《内经》之论手足各经也，凡言手经，必名之为手某经，至言足经，恒但名为某经，而不名之为足某经。固凡《内经》浑曰某经，而未明言其为手某经、足某经者，大抵皆足经也。仲师《伤寒论》，以六经分篇，其为手经足经，亦皆未明言，而以《内经》之例推之，其确为足经，无庸再议。诚以人之足经长，手经短，足经原可以统贯全身，但言足经，手经亦即寓其中矣。至其既以足六经分篇，而不明言足六经者，在仲师虽循《内经》之定例，而实又别具深心也。夫伤寒之证，固属于足经者多，而由足经以及手经者，亦时有之。诚以人之手足十二经，原无处不相贯通，是以六经分篇之中，每篇所例之证，皆有连及手经之病。若于分篇之际，显以足某经名之，将有时兼有手经之病，人亦误认为足经矣。惟浑之曰某经，是原以足经为主，实即容纳手经于足经之中，此著书者提纲挈领之法，不欲头绪纷繁，令人难于领略也。后世未窥仲师之深意，竟有谓《伤寒》入足经不入手经者，而麻黄汤中，麻黄与杏仁同用，非因其所主之证，于手太阴有涉乎？承气汤中，大黄与朴硝同用，非因其所主之证，于手阳明有涉乎？知此二方，其余可类推也。

至谓温病入手经不入足经者，其说尤为不经。何言之？《伤寒论》第六节曰："太阳病，发热而渴，不恶寒者为温病。"此太阳为手太阳乎？抑为足太阳乎？此固无容置辩者也。盖温病以风温为正亦以风温为多，故本节继曰"若发汗已，身灼热，名曰风温"云云。夫温以风成，必足太阳先受之，此一定之理也。惟患风温之人，多系脏腑间先有蕴热，因其冬日薄受外感，未能遽发，所感之邪，伏于三焦脂膜之中（《内经》所谓"横膜原"也），随春阳而化热，继又薄受外感。所化之热邪，受激动而骤发，初则外表略有拘束，历数小时，即表里俱壮热。此近代论温病者，多忌用药汗解，而惟投以清解之剂，若银翘散、桑菊饮诸方是也。然此等方在大江以南，用之原多效验，因其地暖气和,人之肌肤松浅,温邪易解散也。而北人之用其方者,恒于温病初得,不能解散,致温病传经深入,浸成危险之证。愚目睹心伤,因自拟治温病初得三方,一为清解汤(方系用薄荷叶四钱、蝉退三钱、生石膏六钱、甘草钱半),一为凉解汤(方系薄荷叶三钱、蝉退二钱、生石膏一两、甘草钱半),一为寒解汤(方系生石膏一两、知母八钱、连翘钱半),三方皆以汗解为目的,视表邪内热之轻重,而分途施治。其表邪重,内热轻者,用第一方;表邪内热平均者,用第二方;表邪轻,内热重者,用第三方。方证吻合,服之皆一汗而愈。后南游至汉皋,用此方以治温病之初得者,亦莫不随手奏效,由斯知南方于温病之初得,亦非不可发汗,特视所用发汗之药何如耳,且其方不独治春温有效也。拙著《衷中参西录》,初出版于奉天,戊午仲秋,奉天温病盛行,总户口全数计之,病者约者三分之一,其病状又皆相似,是温而兼疫矣。有天地新学社友人刘子修者,在奉北开原行医,彼见《衷中参西录》载此三方,遂斟酌用之,救愈之人不胜计,一方惊为神医,为之建立医院于开原车站。由斯知春温、秋温,及温而兼疫者,无论江南塞北,其初得之时,皆可汗解也。

至于伏气成温,毫无新受之外感者,似不可发汗矣。然伏气之伏藏,皆在三焦脂膜之中(三焦为手少阳经,谓温病入手经不入足经者,或以此欤),其化热后乘时萌动。若有向外之机,正可因其势而利导之,俾所用之药,与内蕴之热化合而为汗(凉润与燥热化合即可作汗),拙拟之三方,仍可随证施用也。若其伏邪内传阳明之府,而变为大渴大热之证,此宜投以白虎汤,或白虎加人参汤,为伤寒、温病之所同,固不独温病至此,不宜发汗也。且既为医者,亦皆知此证不宜发汗也。然服药后而能自汗者,固恒见也。至其人因冬不藏精而病温,伏气之邪,或乘肾虚下陷,而成少阴之证者,其蕴热至深,脉象沉细,当其初得,固不可发汗,亦非银翘、桑菊等方清解所能愈也。愚师仲师之意,恒将《伤寒论》中白虎加入参汤与黄连阿胶汤并为一方,为有石膏、知母可省去芩、连、芍药,为此时无真阿胶可代以玄参,而用鲜白茅根汤煎药,恒随手奏效。盖此证因下陷之热邪,伤其肾阴,致肾气不能上潮于心,其阴阳之气,不相接续,是以脉之跳动无力。用玄参、鸡子黄,以滋补肾阴。白虎汤以清肃内热,即用人参以助肾气上升,茅根以透内邪外出。服后则脉之沉细者,自变为和平,复其常度。间有服药之后,其脉骤然起发,而变为洪长有力者,单将白虎加入参汤,再服一剂,其脉自能复其常度。脉复其常,病自消归无有矣。夫伤寒温病,西人之所短,实即吾人之所长也。惟即所长者,而益加精研,庶于医学沦胥之秋,而有立定脚跟之一日,此愚所以不避好辩之名,虽与前哲意见有所龃龉,而亦不暇顾也。

(《医界春秋》1927 年 12 月)

六 经 新 解

张治河[1]

六经名辞,始见《内经》,迨仲景乃作为百病之总纲,直至今日,莫不奉为圭臬,无敢非议之者。最近受科学影响,有人倡议废除。窃谓六经存废,无关重大,但须吾人,认系六大纲之符号,则得矣。考仲景虽生古代,却有科学精神,其集前圣之大成,本自身之经验,著成《伤寒》《金匮》两书,为千古治病之津梁,实堪钦佩。仲圣以前,虽有医书数种,特其理论固嫌玄奥,即编辑程氏,亦毫无系统。仲圣乃从杂乱无序之中,立成六种大纲,将一切病状相同者,各归其类,颇合现代科学归纳方法。惜乎彼时环境,皆为玄学所弥漫,故其理论,亦皆在气化上推想。如肌肤生理变化,认为"太阳寒水为灾",病久累及淋巴与神经,认为"少阳工作失职"再深一层,累及肠胃,又认为"寒气由表入里,从阳明燥化而为火",其肠胃机能式微,认为"寒入太阴"心脏衰弱,认为"寒入少阴"肠胃而兼神经之症,认为"邪入厥阴"。凡此种种,皆为其缺点。东洋医哲,汤本求真,可谓善读仲景书者,遵照所叙病状,为用药之标准,以科学术语,说明理由,不独有功于仲景,且亦造福于人群。治河不揣谫陋,曾将所著之《皇汉医学》,编成歌括,刊载于本报,以贡献同仁。今考原书(《皇汉医学》),别无其他瑕疵,惟对《少阳篇》尚未详细,《厥阴篇》更无发明,

---

[1] 张治河,江苏益林人,生平不详。

故特不揣愚妄。另将六经大纲,解释于后,是否切当,尚望高明指政。

(一)《太阳篇》

此篇所列各症,病理变化,实为寒气刺激皮肤,皮肤自生之变化也。其始,毛窍闭塞,血管收束,体温不得放散,废物不得排泄,扰害各处,乃生种种病变。头痛身疼者,即废物扰害神经也;恶寒发热者,即体温郁集肌表也。如系肌腠紧密之体质,则成"麻黄症";肌腠疏粗之体质,即成"桂枝症";充血体质,则成"大青龙症",或"白虎症";贫血体质,则成"麻附辛症",或"太阴""少阴症";脑筋不足,累及神经,则成"厥阴症"也。

(二)《少阳篇》

毛窍闭塞,排泄工用失常,体温与废物,蕴蓄于内,酿生毒素,成为"自家中毒",此毒破坏何处组织,则成何症?仲景所云之"少阳症",即淋巴、胃、脑,蒙其害也。毒聚淋巴,故胸胁苦满;侵及胃脏,故发呕吐;胆汁上溢,故觉口苦;侵及脑筋,故觉头眩耳聋;中枢神经受困,失其调节体温之能力,故时寒时热,甚至发战;血管壁之纤微神经痉挛,故脉呈弦细。此时病灶,侧重淋巴胃脑,故不需乎发表之汗法与攻里之吐下,宜取和缓神经而兼疏利淋巴之柴胡,协同黄芩、半夏、人参、姜、枣,以安胃镇呕,振作抗毒能力。夫脑为全体之主宰,最关重要。脑筋充足,则诸邪退避,不足则百病丛生。少阳病之要害,为脑筋受困(想系官能上病变,大抵本质上,尚未发炎)。柴胡汤之功用系兴奋神经以驱病毒(即旧说补正驱邪),前人认为和解半表半里,实为误会。

(三)《阳明篇》

生理作用,表里息息相通。肌表闭塞,废物酿生毒素,侵害肠胃,肠胃亦失其排泄工作,毒素之产生,于是更多,各脏之发炎,因而益甚。如谵妄撮空,系脑炎增剧;喘渴痰鸣,系肺炎增剧;便闭胸疼,系肠胃膜炎增剧。此即仲景所谓"阳明症"也。古人见其燃烧亢进,体温增加,遂误认为"寒气由表入里,从阳明燥化而为火"。又见屡用三承气而获效,而误认其药理,为"泻火"作用,实皆误解,考此发炎之毒素,实为生理反常自生之毒,并非外界空气,变化而成也。吾故谓:仲景能从临床实验,研究医药,实富科学精神。惜为环境玄学所囿,致其思想,每多错误。吾辈苟能遵照其凭证用药之方法,借科学理解,解释一切,从根本改革,斯真所谓"科学化"也。

(四)《太阴篇》

仲景所云之"太阴症",实肠胃机能衰弱病也。陆渊雷君曾云:"少阴病,为全身机能衰减。太阴病,为肠胃局部虚寒。"可谓得其要领之言也。因消化不良,食物停滞发酵,于是发现胀痛吐泻各症。但发酵纯属气体,故胀痛而不拒按,饮食无力消化,故所下多为清谷。往古注家,或云"寒邪直中太阴",或云"少阴之邪传入",是皆认为,确有风寒物质,由表入里也。实是成此症者,必系其人,肠胃衰弱,复因风寒感冒,影响消化作用,发生障碍;或肠胃本强,感冒时,适又误食生冷,内外夹击,致肠胃一时衰弱,食物发酵,亦能成此病变。前者宜桂枝汤,或理中汤,兴奋机能;后者宜桂枝加大黄汤,兼消宿食。

(五)《少阴篇》

《少阴篇》中各症,多系心脏衰弱,全身机能,悉呈萎靡之变化。本症特征,为脉微、肢冷、蜷卧、欲寐。脉微者,心脏衰弱,血管贫血也;厥冷者,脑筋不足,体温沉降也;欲寐者,脑筋贫血,精神萎靡也;蜷卧者,并无深意。仲景系谓,其人屈膝曲臂,缩手缩脚,乃形容其人恶寒之甚者,前人或谓"诸寒收引,故手足收敛",或谓"少阴经脉,行身之前",未免求深及晦。本症主方,为真武通脉等汤,系强心激脑,兴奋神经作用,远胜西医强心药,且无流弊。

(六)《厥阴篇》

《厥阴篇》中病理,旧说固不能成立,即东洋医哲汤本求真,亦未有所发明。治河细考各症,似为神经性胃病,暨肠胃病累及神经,与夫寄生虫累及神经等病,其现状如"气上撞心,心中疼热,饥不能食",皆神经性之胃症状也。至其厥冷,尤为神经衰弱之特征。盖因消化不良,酝酿发酵,产生毒素,侵害脑筋,致使神经衰弱,心脏麻痹,此必素患脑胃两经之病,复受外感,因而增剧也。吾于临床经验,每见慢性胃炎之患者,多兼神经衰弱;神经衰弱者,多兼消化不良;肠胃有虫者,亦常发现精神病状。神经性之胃痛,用乌梅丸治之,屡获奇效。盖此丸中,除连、柏、归、姜消炎健胃,乌梅、椒目健胃杀虫外,其桂、附、参、细,皆能强心激脑,兴奋神经。前人因见"厥阴"症状,上有消渴热疼之热象,下有手足厥冷之寒象,于是认为上有热而下有寒,又见此丸,桂、附、连、柏合组,更认为系散寒清热并用之法。殊不知,纯属误解。其心中疼热者,乃发酵之毒素,刺激胃膜也;手足筋冷者,乃脑筋中毒,神经衰弱也。吾故谓:吾辈读仲景书,不可认为,真有风寒物质,盘踞体内;方药获效,不可认为,真系驱风散寒作用。须知风寒伤人,仅能刺激皮肤,刺激后,系身体上自起之变化。方药获效,即系整理身体上之变化,恢复生理排泄之原职也。以上各节,系治河一孔之见,是否有当,尚希高明斧政。

(《国医公报》1931 年 2 月)

六经阳明主里少阳主半表半里何以
伤寒二日不传少阳而阳明辨

郑立珊[①]

《内经》曰:"太阳为开,阳明为阖,少阳为枢。"此太阳所由主表,阳明所由主里,少阳所由主半表半里也。或曰:阳明既主里,少阳既计半表半里,何以"伤寒一日太阳受之,二日阳明受之,三日少阳受之"乎?盖伤寒传经,系由表入里。少阳居半表半里,二日当传少阳,乃反先传阳明,既先传阳明,则阳明当不属于里而后可。予赏质之吾师蔡百星,生听其论调,而得其解,先生之言曰:阳明主里,对太阳而言。盖太阳之经,行身之背;阳明之经,行身之前。阳明经主里者,属表中之里。背阳胸阴,太阳为表中之表,阳明即为表中之里,犹之一元二面,非同阳明胃腑,为里中之里可比。譬之门户然,门之面为太阳经,门之背为阳明经,门之枢纽为少阳经。枢纽能使门开,能使门阖。少阳居身之侧,其枢纽之能力,能使邪由太阳而解,亦能使伤寒方法,所以用桂枝柴胡汤;亦能使邪由阳明而解,伤寒方法,所以用大柴胡汤。今观《伤寒论》太阳中篇,列柴胡证一十五节之条文,无非取其助少阳转枢之运化耳。后人将此数节,移入少阳经,失仲景著书原旨,诚见逊修园远矣。

---

① 郑立珊:字崧霖,号立珊,生卒年不详,广东汕头人,师从汕头名医蔡百星,后至南洋新加坡行医,著有《崧霖脉学要览》。

不然，《内经》何以发明少阳为枢乎？予聆先生高论，乃知阳明经为表中之里，属于身之胸腹，即知少阳为半表半里，属于身之两侧为转枢。读《伤寒论》者，不可误认少阳为太阳经之第二层，且半表半里，对太、明二经而言亦可，对太阴经而言亦可。盖太阴为三阴，少阳为一阳，一阳与三阴交界，三日传少阳，四日传太阴。少阳一经，入为阴，出为阳，故亦可对太阴经，而称半表半里。"表里"二字，包括一切，有表中之表，有里中之里。三阳三阴，就本经、本腑、本脏而论。一经有一经之表里，经为表，腑与脏，即为里。就阴阳经对象而言，太阳为表，少阳即为里，不独阳经与阳经有表有里，阴经与阴经有表有里而已。读《内经》及《伤寒论》，能洞悉"表里"二字界线，则六经一日、二日、三日，递次相传，与伤寒两感之症，一日传太阳少阴，二日传阳明太阴，三日传少阳厥阴，可以迎刃而解，而无疑义之待商矣。

（《医界春秋》1932 年 6 月）

六经与营卫气血

时逸人[①]

［导言］清代医家所持之论调，谓伤寒病在六经，温热病在营卫气血，据此划然分界，判若鸿沟。余不敏，窃尝疑之。伤寒温热，病机虽有不同之点，而其为感症则一。考据古医家言，在临床上之鉴别，惟恶寒与不恶寒，渴与不渴之不同耳，其余证候，则大略相同。故欲知前代医者，谓六经与营卫分别之非，必当作下列之研究。

［六经］六经，总名也。详细言之，有三阴三阳之异，阳以功用言，阴以实质言，此近今一般学者之论调。感证上六经病证之异同，以余所知，体温功用之变化，古称"三阳经证"，谓之"传经"；脏腑功用自起之变化，古称"三

① 时逸人（1896—1966）：江苏无锡人，创办江左国医讲习所、复兴中医专科学校，并于上海中医专门学校、新中国医学院等任教，后至卫生部中医研究院西苑医院任内科主任，积极主张中西医结合和中医科学化，著有《中国时令病学》《时氏内经学》《时氏处方学》《中医伤寒与温病》等多部著作。

阴脏证"，谓之"入里"；其有高温郁滞，内热充斥，与肠中糟粕发生合病之现证者，古名"热邪入里"，又名"阳明腑证"，实则热性病之经过中，最易与肠中糟粕合病，或为协热之下利，或为停积之痞满。在治疗上，皆适用于通下之剂，方能合格。六经以太阳为首，太阳经之定义，以余所知，为体温之代名词（昔之注释家，指上额、交巅、下项、挟脊、抵腰，下至足大指端，之膀胱经络者固非，或指本寒、标热，中见少阴，为足太阳之经气者亦非）；少阳病，为体温郁滞、淋巴停积之谓；阳明病，为体温亢进，内热充斥之谓；太阴病，为吐泻腹痛之肠胃虚寒证；少阴病，为脉细神疲之心脏衰弱证；厥阴病，为消渴吐蛔、气上冲、心疼热之寒热互结证。此论六经症状之大概。

　　[营卫气血]"卫之后方言气，营之后方言血。在卫汗之可也，到气才宜清气，入营犹可透热，仍转气分而解，至入于血，则恐耗血动血，直须凉血散血"云云，此顾景文于《温热论》中，托叶香岩之名，而立说也。后世治温热病者，以营卫气血之分利，足可与伤寒六经之名义，分道扬镳，喜其新奇，类多引用。余意体温，即卫即气之作用（古称剽悍滑利，充肤热肉是也）。血液循环，与体温有绝大关系，古称营卫运行，如环无端以此。其所谓卫分受邪，指体温功用之变化，传入营分，即体温变化，因而障碍循环之谓。卫之后方言气，即体温郁结，汗液停滞，波及于淋巴液之运行。营之后方言血，指循环障碍，血液瘀结，恐成血栓栓塞等证。时令病上，新感伏邪各证候，其诊断之标准，均适用此四项之分辨也。

　　[太阳与营卫气血之关系]太阳即体温之代名词（见第二节），体温即卫气之作用（见第三节）。血液循环，与体温有绝大关系，古称太阳统辖营卫之运行者以此。其实营卫运行自然之常态，即为太阳之实际，并非于营卫之外，另有一种特殊重要之物，名为太阳。所以《伤寒太阳篇》中，除伤营、伤卫及两伤营卫之证治外，即接入气滞之停饮、蓄水、结胸、痞满症，血凝之失血、蓄血、发黄、瘀血发狂证。是营卫以运行之功用言，气血以具体之实质言，营卫气血深浅界限分别，适用于太阳病证之诊察。后人不明此理，疑营卫气血之外，另有太阳。彼为伤寒，则病在太阳；此为温热，则病在营卫气血。据此划然分界以标卓识，反觉自呈浅陋矣。

［结论］近代言感症者,莫不先以伤寒温热之病证,六经与营卫气血之分辨,横亘胸中,无识之辈,且有将营卫气血辨证之方法,划出太阳范围之外者。余不敏,不敢阿好盲从,谨伸管见,以质诸近代伤寒温热之名家。老友徐相任先生,创刊《神州国医学刊》,函索拙稿,谨以此寄赠,与拙作《中国时令病学》参看,可资考证。

（《神州国医学报》1932 年 8 月）

论 伤 寒 六 经

林屏仙[①]

三阳论

仲景伤寒六经,无分手足,与杂病之属手六经、足六经者,迥焉不同。手足六经者,分经论治,而治之无妨各从其经,即《经脉》篇所谓"是动"及"所生病"是也。是动为经病,所生病为络病。许半龙君云:"大动脉为经,大静脉为络。按之国医络病用砭,经病用针,则络脉又不可当大静脉管矣。"许君之说,似是而非。若伤寒六经则异是,断不可误认为手足六经,而有传足传手之争论。故伤寒之术语曰"营卫病",不比杂病之术语曰"经络病",此为二者之大分别也。历来注家不晓此中大义,偏谓伤寒传足不传手,是不明经络营卫之意义矣,兹特表而出之。

《伤寒论》开口言"太阳之为病",并无加"一手一足"字样,其意义犹云"太阳主一身之表层"。若照手足六经而言,肺主皮毛,当言为"太阴病",不当言为"太阳病"矣。再将其里面观察之,太阳随经瘀热在里,而为蓄血证,何以仲师又分为两条?一条热结膀胱,血自下者愈;一条小便自利,血证谛也,宜抵当汤。可见热结膀胱,指足太阳言,小便自利者,指手太阳言,征之心与小肠相表里,心经主血,小肠蓄血,可无疑义。西人谓之小肠坏,亦见信

---

① 林屏仙:生卒年不详,广东汕头人,民国内科医家,早年曾参与策划响应民主革命,后于汕头行医。

而有征。由是推之，汗为心液，汗多则心液受伤。故太阳病阳浮者热自发，阴弱者汗自出，则为桂枝证，以桂枝能通心阳也。又太阳病遂漏不止，四肢微急恶寒者，桂枝加附子汤主之，以附子强心，又能温经，故加之。仲景云"附子温经，亡阳故也"。今人以附子专为肾药，竟忘心为阳中之太阳一语。况古书尝言心营肺卫，人多不知心营肺卫即指太阳病言也。盖汗多则大本营之营血受伤，热多则守卫之卫气亦不固，是营卫交病矣。且夫外因之病，与内因之病，又与不外内因之病，三因之中，脉候不同（外因候人迎，内因候藏脉，不外内因候十二经脉），治法亦异。故外因言太阳病者，内因术语不言太阳，而言心藏矣。又考之手足六经，则又变换术语，而言手太阳或为足太阳。凡临床时，三因不同，处言斯变。今之医者，多不明此中论调，则其学术恐未可登大雅之堂。

再就阳明病言之。属在阳明经者，多治以白虎类；属在阳明府者，多治以承气类。岂知白虎金神，手太阴主事，与足阳明何涉？不过肺与大肠相表里，故连类及之，岂胃也哉！《灵枢》中于面则下阳明，是阳明该乎身面以前言之也。所谓经者，热在膈上，属肺热也；所谓府者，热在膈下，属胃热也。观仲师胃热者，用调胃；小肠热者，用小承；大肠热者，用大承。三承气各有所主。故独以用大承时，迟回审顾，而兢兢致嘱也。后人不知三承奥旨，敢慢以三一承气统之，真不知生理学者矣。

姑再就少阳病言之。仲师提纲言"口苦咽干目眩"，此盖属手少阳三焦经也；其云"往来寒热，胸胁苦满"，此则属足少阳胆经也。所以手少阳用黄芩汤，足少阳用柴胡汤，此不易之法也，何得仅以足少阳经当之？且胆汁入胃，消化食物，其气降下，胆经入脑，奄厥眩冒，其气上升，则非若手少阳三焦，中医称为"孤府"，西医称为"淋巴"，上主肺窍，通调水道，下输膀胱，输泄溺管也。仲师云"上焦得通，津液得下，胃气因和"，可征非指足少阳言也。谁谓不知生理学，可以讲解《伤寒论》之大旨也耶！

近考恽铁樵先生云："《伤寒论》下半部，历来无人能解说，由今思之，即此上半部，亦无人能解说也。"吾兹不言三阴者，因为三阴言之大长，未易了事。若能将此三阳反复寻究，思过半矣。俟他日暇时，再作一篇三阴以续之，亦未始不可。夫国医之生理，与西医之生理，原属一气，不过名词上，术语上，有多少不同之处尔。若谓国医无生理学作用，何以《内经》、仲景远在数千年之前，已条分缕晰，恰与今日西医暗合耶？若谓西说极是，中说全非，何以国医能医之病，西医反梦想不及耶？总之医术一端，中西皆在幼稚时代。国医之幼稚，是师承间断，杂说蜂起；西医之幼稚，是专重形下，不重形上（《易》曰：形而上者谓之道，形而下者谓之器），故均之未尝进步。俟他日进步时，必有大同之一日，不可厚此而薄彼，亦不可入主而出奴也。

（《国医杂志》1932 年秋季）

读仲景《太阳篇》之大要

陈子华

（一）天之太阳气化

夫人与天地同体，欲知人身太阳之气化，必先明天地太阳之气化。太阳者天之巨阳也，弥纶万物，只此阳气而已矣。然其气虽充塞于太虚，而实发于地下之水中。大地惟水极多，因其水多，是以化气极多，而能充塞万物也。西洋化学，知气生于水，于是以火煎水而取气，以运轮机，是即气生于水之一验也。但西法必用火煎水，出于人功，而天气之发于水中者，则不用火煎，只以日光下交。日昼行天上，则光交于水，日夜行地下，则光透入水。是以水被日光熏蒸，化而为气，腾出地上，是为天阳之气，与西法煎水取气无异。知此则知天阳之气，实发于地下之水中也。

（二）人身太阳气化

人身应天之太阳，而有膀胱寒水之府，以司人周身之水，称为寒水，以水之本性原寒，故太阳之上寒气治之也。其所以称为太阳经者，以小肠为心火之府主营血，膀胱为肾水之府主卫气。盖人之有心，如天之有日，天日下交，而大地之水皆化气上行外达，以充宇宙。人身心火下交，而膀胱之水亦化气上行外达,以充周身,而为人身之巨阳,故称太阳焉。心火之所以能下交者,则又赖鼻中吸入之天阳,由肺历心,循脊以下入肾系,由肾系布达于小肠。小肠为心之府,导心火下交于气海,又名丹田,熏蒸膀胱之水,气化由此而出矣。气出则上行外达,以卫皮毛,温肢体,出声音,充脏腑,只此一气而已矣。今论其气之外达者,由内之网膜,透出外之腠理。

(三) 太阳之气外达至腠理

太阳膀胱,水中之阳,化而为气,透出气海,由内之油膜,透出外之腠理。腠理在肥肉之内,瘦肉之外,夹缝中有纹理,故曰腠理。网膜腠理,皆三膲之物也。故太阳之气外达至腠理,即与三膲相通。故外感伤寒,有太阳少阳合病之证也。腠理之外则为肌肉。

(四) 太阳之气外达至肌肉

太阳之气,由内之网膜,透出外之腠理,由腠理外达肌肉。肌肉在皮毛之内,腠理之外。肌肉为脾胃所司,以脾主膏油,由内之膏油而生外之肥肉,是名曰肌。故太阳之气外达至肌肉,即与脾胃相通。故太阳伤寒或中风,邪从肌肉入胃则为转属阳明,邪从肥肉传入腹中之膏油,则又为系在太阴矣。肥肉之外,是为皮毛。

(五) 太阳之气外达至皮毛

太阳之气由腠理外达肌肉,由肌肉外达皮毛。皮毛为肺所司,太阳与肺同司卫外,合为功用也。在外则太阳之气,主乎人身之外,肺主皮毛,亦包乎人身之外。在内则肺主通调水道,下至膀胱,膀胱主化气上行,以供给于肺。肺主气,其叶下垂以纳气,肺之所以能制节各脏者,以其为气之总指挥也。

(六) 太阳病麻黄证

设外感伤寒在于皮毛,伤其太阳卫外之气,则为麻黄汤证。皮毛一层又为肺所属,寒伤皮毛,太阳之气不得外出,势必踯躅于内,而上壅于肺,所以用杏仁利肺降气,使不上壅;皮毛与肌相连,所以用甘草助胃气,使外达肌肉;用桂枝治寒,合麻黄直走毛窍而为汗,使寒邪从汗而解散也。《阳明篇》亦有麻黄证者,以大肠为肺之府也。又太阳本寒而标热,设风温在皮毛,则又为麻杏石甘汤之证治矣。

（七）太阳病桂枝证

设寒风直中肌肉，伤其太阳之气，则为桂枝汤证。然肌肉一层实为脾胃所司，故用炙草、大枣补脾胃，从内之膏油外达，以托肌肉之邪；肌肉与腠理相连，故用生姜宣三焦之气，达于腠理以散外邪；而皮毛为卫所司，肌肉为营所宅，今因邪滞肌肉营分，故用芍药以行营血之滞，用桂枝以宣心阳，从小肠连网以达于外，使辛温之气味，充满肌肉营分之间，而风寒之邪则不能留也。《阳明》《太阴》篇，亦有桂枝证者，以肌肉实为其所主之地盘也。设热暍之在肌肉者，则不为白虎汤之证治矣。

（八）太阳病柴胡证

设风寒入于腠理，则为柴胡汤证。腠理为三膲所司，而上膲在胃上口，中膲在胃中脘，故用甘草大枣补胃，以托腠膜之邪；三膲为原气之府，故用人参以充其气；三膲又为水火往来之道路，今因外邪滞其水火之流行，故用半夏以行其水，用黄芩以行其火，用生姜以散外寒；尤重在柴胡中通有白瓤，像人身之膜，以透达膈膜，使外来之邪，仍从外而解也。各经间有柴胡证者，以各脏腑皆以网膜相连，而网膜即三膲之物也。读《伤寒论》者，若不知三膲是何物，所司何事，则六经变证，但知其然，而不能知其所以然也。

（九）太阳病桂枝麻黄各半汤证

夫治皮毛宜麻黄汤，治肌肉宜桂枝汤。今因风寒留于肌皮之间，则又为桂枝麻黄各半汤之证治矣。

（十）太阳病柴胡桂枝汤证

夫治肌肉用桂枝汤，治腠理用小柴胡。今因风寒在肌腠之间，则又为柴胡桂枝汤证矣。

（十一）太阳病变证大旨

设寒闲其热，则为大青龙证；设寒动其水，则又为小青龙证矣。读《太阳篇》者，知伤寒能动水，能遏热，则通篇变证，皆可从此而寻求矣。

（十二）太阳上行之气之为病

太阳膀胱，水中之阳，化而为气，透出气海，循脐旁气冲，上膈抵胸，而达于喉鼻。喉鼻皆肺所司，故太阳之气又上合于肺，胸即胸中之膜，膈即心下之大膈膜，为上下阴阳交通之关键，水火气血往来之要塞。仲景全书，凡言心下者，皆指此膈间而言也。故有胸满、陷胸、心下痞、硬、满、痛、悸等证，此又伤其太阳上行之气之为病也。

（十三）太阳经脉之为病

其经行身之背，有如天之赤道，阳气循行之路也。故又有头痛，项背强几几等证，此又伤其太阳经脉之为病也。

（十四）太阳病传里之道路

太阳之气，上行外达，其道路全在三膲。三膲即网膜，在外名腠理，为人身之道路。故太阳病能从网膜入肠胃，入膀胱胞室，是为入府；邪从网膜入心肝肾，入包络，则为入脏。人必知小肠与膀胱交通之故，又要知心肾水火相蒸之理，尤必知两脏两府交通之道路，全在三膲之中。悉知乎此，乃可与言读仲景之《太阳篇》矣。

（《国医杂志》1933 年冬季）

读仲景《阳明篇》之大要

侨　美　陈子华

（一）天地之阳明气化

阳明者，燥气也。燥者，水火消耗之气也，以其收敛肃杀，气泽消灭，而成此燥气也，在四时当七八月，为燥金用事之候。盖天地只是水火二气，化生万物，水火相交，则蒸而为湿，燥与湿反，乃水火不交之气也。火不蒸水，则云雨不生；水不济火，则露泽不降；水不润，则木气不滋，而草木黄落；火不蒸，则土返其宅，而膏脉枯竭，究其水火之所以不交，则由于金性之收，收止水火，各返其宅。故神名蓐收，令司秋月，草木枯槁，水泉涸竭，是为燥金用事之验也。其在一日，则属申酉二时，以阳盛而竭。是以成其燥气，天地赖此燥气，所以戢水火之盈余，竭物产之精华，而使之消息也。

（二）人身之阳明气化

人秉阳明之燥气，于是有胃与大肠，二者皆消导水谷之府也。惟其秉燥气，是以水入则消之使出，不得停于胃中，胃之通体，皆有微丝管，通连油膜，以吸出胃中之水，即《内经》所云"决渎之水道"也。

（三）凡人饮水入胃

即由胃体之微丝管散出，历膈间，下行至左右肾。两肾将水滴沥，由两肾中之输津管，入下膲网油，膀胱上口附着网油。水津至此，轻清者皆化气上行，重浊者皆入膀胱。故《难经》云："下膲当膀胱上口，而主分别清浊也。"《内经》云："洲都之官，津液藏焉。"即此之谓也。津液既藏于膀胱，又赖心肾之阳气以化之。盖两肾属水，中间之肾系属火，《内经》称为"命门"，以其为生气通天之门户，性命之机关也。凡人鼻中吸入之天阳，亦属火也。从肺历心，引心火循脊下行，合命门之火，下入胞中，蒸动膀胱之水，化而为气，上行外达，是为太阳之气。故《内经》云"气化则能出矣"，即指膀胱之水，气化出而上行外达也。其所剩之水质，下泄而为尿，气化上行，则为呼吸，外达皮毛，则为卫气。卫气生于下，而布于上者也。

（四）凡人食物入胃

亦赖胃之燥气以化之，其化之不尽者，下行入小肠化液；又赖脾湿之消磨，肝胆之疏利，则化为汁液。以气化言之，胃主燥而纳谷，脾主湿而化谷，土金相生，燥从湿化也。以形迹言之，所谓脾湿者，乃胰子与膏油也。膏油能化水，胰子能化油，胰子化生甜汁，注入肠中化物。又肝胆属木，以理学言之，则木能疏土；以科学言之，即肝脏化生胆汁，注入肠中化物。食物至小肠，既化为汁液，即由小肠之细络散出。小肠之细络，又名乳汁管，循经脉上膈，至左右乳间，是为妇人之乳汁，此汁上入于心，则化为血，行达周身，是为营血。所剩糟粕，乃下行入大肠。然糟粕至此，尚有余液，必得大肠燥金之气，以收吸之，使余液尽出油膜中去，而糟粕乃化为坚粪，此胃与大肠，必有此燥气，而后能消水谷也。

（五）胃为水谷之海

盖人身血气为体，营卫为用。营统于肝，卫统于肺，而营卫之根源，在乎心肾，而营卫之材料，则又在乎饮食之水谷。胃府所以能消纳谷者，则又以其秉阳明之燥气也。阳明之气，必以下行为顺者，金气肃降，所以成化功也。各经皆有阳明症者，以其为水谷之海，各经皆秉气于胃也。

（六）胃主分肉

人身有肌肉，肌肉即肥肉；又有赤肉，赤肉即瘦肉。肌肉在腠理之外，赤肉在腠理之内，故《内经》称为分肉。胃为脾之府，脾气足，则肌肉充而肥，脾血足，则赤肉旺而壮，脾脏气血俱足，则为肥壮之身躯。盖土是天地之肉，人身应之，而生周身之肉，人身脾胃皆属土，故凡肉皆脾胃之所司也。太阳之气，亦外达肌肉，故肌肉亦为太阳所司。邪在肌肉，则有身热自汗之症，设寒风中于肌肉，则为桂枝证，设热风中于肌肉，则为白虎证。阳明太阳，皆司肌肉，所以方治亦同也。

（七）大肠主皮毛

大肠为肺之府，同司卫气，而主皮毛，故皮毛又为大肠之表，而肺与太阳之气，又相合于皮毛。学读《阳明篇》者，可推类而知其所以然也。

（八）阳明中见太阴

手太阴肺与手阳明大肠相表里，位虽上下悬膈，然肺系之油膜，下连膈膜，又卜连版油，至下膲油膜，则与大肠相通。肺津濡润，注于大肠，则燥而不太过。足阳明胃与足太阴脾相表里，位最相近，只以膜相连。胃中食物，化液归脾，从膜中布达，乃生膏油。膏油者，脾之物也。膏油功用，上济胃气，下滋大肠。膏油之色，本带微黄，故病有发黄之症。阳明不从标本，从中见之气化者，正是赖中见太阴之湿，以济其燥之义。仲圣以存津液为主，亦即此义也。

（九）阳明之为病

大肠与胃，皆秉阳明之燥气，所以能消导水谷。若胃之燥气不足，则水停矣；大肠之燥气不足，则为溏泻矣，然此皆燥气不足之湿病也。至于燥之正病，则是燥气有余，燥者水火不交之气也，与火热不同，燥气有阴阳寒热之分，火不蒸水，则为寒燥，兹不具论。水不济火，则为热燥，热与燥合，是为正阳阳明，胃家实之源也。胃络上通于心，故胃中燥火入心乱神，则发谵语。

舌上起芒口干燥,则又因胃管上通于口也。燥热熏蒸其膏油,是为脾约之证。脾约者,乃指膏油干枯收缩而言也。若燥屎在大肠,则发潮热,应申酉金旺之时,卫气至邪结处,而始从下潮上也。

(十)调胃承气汤

胃形曲如袋,居中脘,上接食管,下通小肠。胃络上通于心,故调胃承气汤,提出"心烦"二字为眼目,乃治胃中之燥热也。所以用大黄,色黄归土,气烈味苦,大泻中土之热;佐以芒硝,所以润燥;合以甘草,使药力缓留中土,以治胃之燥热也。

(十一)小承气汤

小肠居脾胃之下,折叠在腹中,上接胃口,下通大肠,正当大腹之内,故小承气汤,提出"腹大满"三字为眼目,乃治小肠之热也。小肠连贴膏油,故亦用大黄泻脾土之膏油。以气化理学言之,火生土,实则泻其子之义;以形迹科学言之,小肠之邪热,多从油膜中来。中膲之油膜,为脾胃所司,是以泻脾胃之膏油,即能治小肠中之实热。然肠中所以通调不滞者,则又赖肝气疏泄之力也。故用枳实、厚朴,全禀木气而生,能使肝气下行,以疏利膏油,使油膜之邪,下达小肠而出也;其不用芒硝者,以小肠属火,非秉燥气,故无须芒硝之滑润,此又非拘于形迹者,所能尽知也。

(十二)大承气汤

大肠如环形,接小肠下口,由右腹上行,为上回,横绕至胃下,过左畔,为横回,由左腹下行,为下回,至胯乃转为直肠。凡人泻利腹鸣,可试验其回转之路也。又古人大便曰"放矢",放屁曰"矢气",故《阳明篇》云"腹中转矢气者,尚有燥屎",仲圣用一个"转"字,尤如绘出大肠之形矣,何注家多不考求也。故大承气汤,提出"大便已硬"四字为眼目,乃治大肠之燥热也。大肠与胃,皆秉燥气,故同用大黄、芒硝,以润降其燥热;然大肠居下,药力欲其直达于下,故不取甘草之留中;其用厚朴、枳实者,乃助肝气之疏泄,使其速降也。盖肝木之气,从油膜下行,连接大肠,故《内经》云"肝与大肠通",即此之谓也。

(十三)三承气汤演义

三方既有胃、小肠、大肠之分,然其肠胃相通,膜油相连,大肠与胃,又同秉燥气。是以三方虽意义各别,然亦可与互为功用也。三方功用甚广,散见各篇,学者宜参考也。即如大承气汤,能治大便乍难乍易之热结旁流症,又能治发热汗多,津液外越,是为热迫亡阴症。盖泻其燥热,即是救津液,有津液则不燥也。又能治近代新名词,所谓"脑炎大热症"。因其目系通脑,脑筋聚于胃,阳明燥热太过,循膜缝空窍,上熏于脑,脑汁有立涸之危,瞳神有即倾之势,以至目不了了,睛不和者。仲圣教人急与大承气汤主之,而为釜底抽薪之法,脑中燥热,随之而下也,故《内经》云"病在上,取之下"也。

(十四)手阳明大肠经脉(大字为《内经》原文)

(大肠是肺之腑,故大肠经脉,亦与肺经相表里。肺脉起大指内侧,而)手阳明大肠脉,(亦)起(于)大指(之端,而其支又起于)次指之端(者,以见同源异流之义也。三阳经行肘外,三阴经行肘内。手之三阴三阳,论穴均由手起,其实先有脏腑,而后生出经脉,其由手起者,不过便于数穴耳。手阳明脉)出合谷(又名虎口,为秋金白虎之口,乃肺脉交会之所也),行曲池(在屈肘横纹尽处),上肩贯颊(故颊肿痛属阳明症),夹鼻孔(故有鼻燥干之症。鼻孔者,肺之窍也。大肠者,肺之腑也。肺脏开窍于鼻,而其腑之经脉,即上夹于鼻,脏腑经脉之相应,何其巧妙也),下齿(故牙痛皆治阳明为主),入络肺(正是大肠气化所禀承者),下膈,属大肠(为手阳明经之根本也。观此经脉,即知大肠全秉肺之气化矣)。

(十五)足阳明胃经脉

足阳明胃经脉,起眼下(故有目痛等症,绕面行,故人之正面,均属阳明经),入齿(故龈肉肿痛,均为阳明症),环唇(故凡口唇之为病,皆属于胃。脾脏开窍于口,而胃腑之脉,即从外环之,以应乎脾,足见脏腑之形迹气化,如影随形也),循喉咙(两旁动脉,即人迎穴是也),下膈,属胃(为足阳明经脉之根源),络脾(所以秉脾脏之气化也),下挟脐(乃冲脉丽于阳明之所也),至膝下,入足中指(胃为后天,统主前面,冲任皆归属之。冲脉起于血海,夹脐而上,至于喉间。血室又名气海,膀胱所化之气,归于气海。冲脉之功用,导血而下,导气而上,通于肾,丽于阳明。凡是气逆,均责于冲,而治冲则又以治阳明为主也)。

(《国医杂志》1934 年春季)

六经之新解释

樊子文[①]

六经统手足而言也。六经之形质，详于《灵枢·经脉》篇；六经之气化，详于《素问·六微旨大论》及张仲景之《伤寒论》。形质明于解剖，气化合乎生理与病理，古人之解释六经，详且尽矣。时至现代，科学革新之声浪甚高，学者之提倡新解释亦甚嚣尘上。不才忝列医界有年，对于新旧学说，稍有认识，亦有新解释之兴趣，故不揣浅陋，妄弄笔墨，尚希邦人君子指正焉。

夫科学求实在，不贵牵就。解剖所示之血管淋巴管神经系，均与六经之部位不合，究系古说虚渺，抑系科学幼稚，姑阙疑之。六经之气化，在现代有可得而解释者，有不可得而解释者，如标本中见以及运气等说，不可得而解释者也。可得而解释者，为《伤寒论》所举之六经病症。恽铁樵先生著《伤寒辑义按》，论六经为体温反射及神经救济功能有六种现象，三阳病在外层，三阴病在内层，同时又谓言病位不过如此，不能将六经厘然划出界限，仅可囫囵一语，因六经所指者，为逐节变幻之病状，并非实体。陆渊雷先生著《伤寒今释》，论阴阳为寒热虚实之代名词，不必追求太、少、明、厥等义。日人喜多村氏论三阴三阳不过假以标表里寒热虚实之义，并非脏腑经络相配之谓。日人汤本求真氏著《皇汉医学》，论阴阳为新陈代谢机能亢进或减衰之象。以上各说，皆有捉摸不定之势，功亏一篑，未免可惜，不意科学医之病理学，却具有此一篑之说在焉，其发病论有言曰：凡外因（即中医所指之邪气）概能使身体组织起障碍。然身体组织有除去外来害物或使其为无害的防御机能与反抗机能及适合性能（天赋之抵抗力具备各种调节作用，即中医所指之正气）。若外因之作用强剧，则身体组织之防御机能与反抗机能不克战胜，则局部或全身遂陷于死亡。但胜败之间，有许多阶级。由此以观，则阴阳六

---

① 樊子文：生平不详，著有《内科病概论》。

经之义,即身体组织之防御机能与反抗机能有六步阶级之谓也。三阳经之病症,即防御机能与反抗机能尚能战胜外因之表现;三阴经之病症,即防御机能与反抗机能不克战胜外因之表现。彰彰明甚! 如各传染病之前驱期,多有恶寒发热,热度初升,名曰太阳(进行期);热度升高而稽留,即不恶寒而专发热,面赤口渴,神昏谵语,名曰阳明;热度弛张,则寒热往来,肋部疼痛,名曰少阳;及至极期,消化机能将失,名曰太阴;厥阴为心衰弱,胃肠郁血,食欲不振,便利脓血之时;少阴为心力衰弱,肢冷脉绝之时。因各种传染病热型与病型之经过不同,病体抵抗力之强弱各异,故有初起太阳,或传阳明、少阳,或传太阴、少阴、厥阴,或直中阴经之论,并无一定步骤可言。数千年来之哲学理想,得科学之证实,六经之解释,焕然一新,不亦大快事乎!

(《现代中医》1935 年 3 月)

《伤寒论》三阳三阴提纲

黄竹斋

一、太阳篇

太阳者,身体表部躯壳之术语也(《素①·皮部论》:"皮有分部,脉有经纪,筋有结络,骨有度量。"案:三阴之表,皮毛经络筋骨皆属于太阳,而《内经》分其部之经络筋肉为三阴三阳,以手足配合为十二经,统之于督任),太阳为开(《素·阴阳离合论》。案:皮毛汗空具呼吸吐纳之用,以通畅为常,故曰开,《素·水热穴论》:"所谓玄府者,汗空也。"《生气通天论》王注:"气门谓玄府也,所以发泄经脉荣卫之气也,故谓之气门"),六元之寒气主治之(《素·天元纪大论》:"太阳之上,寒气主之。所谓本也,是谓六元。"王注:"三阴三阳为标,寒暑燥湿风火为本,故云所谓本也。天真元气分为六元,以统坤元生成之用,征其应用则六化不同,本其所生则正是真元之一气,故曰

---

① 素:当为"素问",后同。

六元也。"《六微旨大论》："太阳之上，寒气治之。"案：万物之初生，皆由天地阴阳六元之气，化合成形。惟人也，以四时之法成，得其全而最灵，仍藉六气以活动，而人皮毛之功用，在发泄内部之热气，吸纳外界之寒气，以调节平均身体之温度。故曰"太阳之上，寒气主治之"也。夫以藏府之热，足以消谷烁金，使不吸纳外界之寒气以济之，能免不焦灼腐烂乎），其表面与天气相接触，故凡风、雨、寒、暑之邪，乘人阳气之虚，而外中伤于皮毛，留止经、络、筋、骨者，皆为太阳病（《素•太阴阳明论》："阳者天气也主外，故犯贼风虚邪者阳受之。"《皮部论》："百病之始生也，必先于皮毛，邪中之则腠理开，开则入客于络脉，留而不去传入于经，留而不去传入于府，廪于肠胃。"《热论》："伤寒一日，太阳受之。"《灵•五变》篇："百疾之始期也，必生于风雨寒暑，循毫毛而入腠理，或复还，或留止。"《藏府》篇："邪气之中人也，方乘虚时，及新用力。若饮食汗出，腠理开而中于邪，中于面则下阳明，中于项则下太阳，中于颊则下少阳，其中于膺背两胁亦中其经"），仲景所谓太阳病者，其目有六，中风、伤寒、温病、痉病、中湿、中暍是也（《本论》："太阳病发热，汗出恶风，脉缓者，名为中风。""太阳病或已发热，或未发热，必恶寒体痛，呕逆，脉阴阳俱紧者，名曰伤寒。""太阳病发热而渴，不恶寒者，为温病。""太阳病，发热脉沉而细者，名曰痉。""太阳病关节疼痛而烦，脉沉而细者，此名中湿。""太阳中暍，发热恶寒，身重而疼痛，其脉弦细芤迟。小便已洒洒如毛耸，手足逆冷，小有劳，身即热，口开前板齿燥"）。以温为伏邪，痉为坏病，湿、暍为雨旸之时疾（《素•生气通天论》："冬伤于寒，春必病温。"《金匮真言论》："冬不藏精，春必病温。"《本论》："太阳病，发汗太多因致痉。"夫风病，下之则痉，疮家虽身疼痛不可发汗，汗出则痉），惟中风、伤寒为卒中之病，而无时不有，是以《太阳篇》中以二者提纲也（《金匮》："风中午前，寒中于暮，风令脉浮，寒令脉急。"《辨脉法》："浮则为风，紧则为寒，风则伤卫，寒则伤荣。"成注："《脉经》云：风伤阳，寒伤阴，卫为阳，荣为阴，风为阳，寒为阴，各从其类而伤也"）。以解肌发汗，为风寒正治之法（《素•阴阳应象大论》："其有邪者渍形以为汗，其在皮者汗而发之。"《本论》："太阳病，头痛发热，汗出恶风者，桂枝汤主之""桂枝本为解肌""太阳病，头痛发热，身疼腰痛，骨节疼痛，恶风无汗而喘者,麻黄汤主之""脉浮者,病在表可发汗,宜麻黄汤"),顾人气体有虚实之殊,藏府有阴阳之异,或素有痰饮、痞气以及咽燥、淋、疮、汗、衄之疾,或适当房室、金刃亡血之余,是虽同为中风伤寒之候,其治又当从权变之法矣(桂枝汤治中风之属虚者,若项背强几几者加葛根,喘家作桂枝汤加厚朴杏子佳,若酒客病不可与桂枝汤。大青龙汤治中风之属实者,其伤寒脉浮缓,身不疼但无少阴证者,亦可服也。麻黄汤治伤寒之属实者,凡亡血脉虚而有少阴证者,皆不可发汗也。伤寒脉浮,自汗出,小便数,心烦,微恶寒,脚挛急,与阳旦汤。伤寒,阳脉涩,阴脉弦,法当腹中急痛者,与小建中汤。伤寒脉结代,心动悸,炙甘草汤主之。此皆伤寒之属虚者。伤寒心下有水气,干呕发热而咳,或渴,或利,或噎,或小便不利,小腹满,或喘者,小青龙汤主之。伤寒胸中有热,胃中有邪气,腹中痛欲呕者,黄连汤主之。伤寒脉浮滑,此表有热,里有寒,白虎汤主之。此皆伤寒兼有宿疾、痰饮、郁热、杂证者)。太阳与少阴为表里(《素·血气形志》篇。《皮部论》:"皮者,脉之部也。"《咳论》:"皮毛者,肺之合也。"《灵①·本藏》篇:"三焦膀胱者,腠理毫毛其应也。"《五癃津液别》篇:"天暑衣厚则腠理开,故汗出;天寒则腠理闭,气湿不行,水下留于膀胱则为溺与气。"案:少阴所主经络毛脉孙络,满布于皮毛之里,故与太阳为表里。且皮毛汗空,与少阴血液循环系统所属呼吸器之肺脏,及泌溺器之肾脏、膀胱,同其官能,其呼炭吸养、吐故纳新同肺脏,排泄水分败质同肾脏、膀胱。又三者之官能互相赞助,故热时汗多则溺少,寒时汗少则溺数,皮毛闭塞而无汗,则呼吸频数而喘喝,故仲景列喘咳及小便不利之治法于《太阳篇》也),太阳证虚,当温其里之少阴,少阴证实,当攻其表之太阳(《本论》:"病发热头痛,脉反沉,身体疼痛,当救其里,宜四逆汤。""伤寒脉浮紧,不发汗,因致衄者,麻黄汤主之")。凡太阳病而少阴虚者,皆不可发汗也(《灵·荣卫生会》篇:"血之与气异名而同类焉,故夺血者无汗,夺汗者无血。"案:本论云以下诸证,皆不可发汗。尺中脉微,此里虚也;尺中迟者,荣气不足血少故也;咽喉干燥者;淋家;疮家;衄家;亡血家;汗家;病人有寒胃中冷者;心

---

① 灵:当为"灵枢",后同。

悸者;渴而下利小便数者。此皆荣卫虚血少、津液不足故也)。设或当汗不汗(至七日以上自愈者,以行其经尽故也),其郁热内陷,则传属阳明与少阳(《素·缪刺论》:"夫邪之客于形也,必先舍于皮毛,留而不去入舍于孙脉,留而不去入舍于络脉,留而不去入舍于经脉,内连五藏,散于肠胃,阴阳俱感,五藏乃伤,此邪之从皮毛而入极于五脏之次也。"案:太阳病不解,其风寒之邪郁而为热,随其人之表里虚实寒热而转属传变。其未经误治,有阳气重上迫为衄而自解者,有行其经尽邪衰正复而自愈者。其传属阳明,热郁于胃则为烦渴、懊憹、谵语不眠等证;热郁于肠,则为腹满或痛,而不大便,或挟热下利等证。其传属少阳,郁于上焦,在肺膜,则为胸满或痛,或心下膈间,则为结胸;郁于中焦肝脾之膜,则为口苦咽干,胁下痞硬;郁于下焦之肾膜,则为脐下悸、小便不利,或热结膀胱,或热入血室。凡此诸候,皆宜随证施治,不必拘以日数也),若太阳证未罢者,是为并病(二阳并病,太阳初得病时,发其汗,汗先出不彻,因转属阳明,续自微汗出,不恶寒。若太阳病证不罢者,不可下,下之为逆。如此,可小发汗。太阳与少阳并病,头项强痛或眩冒,时如结胸,心下痞硬者,当刺大椎、肺俞、肝俞,慎不可发汗及下也),或发汗不彻,则阳气怫郁不得越(其人烦躁不知痛处,短气者,更发汗则愈。汗出而喘无大热者,可与麻黄杏仁甘草石膏汤。心中痞硬,呕吐而下利者,大柴胡汤),或发汗过多,则津液越出而亡阳(有遂漏不止者,有脉洪大形如疟、日再发者,有大烦渴不解者,有厥逆筋惕肉瞤者,有身疼痛脉沉迟者,有叉手自冒心、心下悸欲得按者,有脐下悸欲作奔豚者,有腹胀满者,有反恶寒者,有不恶寒但热者,有胃中干燥烦不得眠欲得饮水者,有脉浮、小便不利、微热消渴者,有两耳聋无闻者,有吐下不止者,有仍发热、心下悸、头眩、身瞤动振振欲擗地者,有便血者,有成痉者,有额上陷、脉紧急、直视不能眴、不得眠者,有寒栗而振者,有恍惚心乱小便已阴疼者,有胃中冷吐蛔者),或当汗而反下,则阴虚而邪陷里(有气上冲者,有脉促胸满者,有微恶寒者,有心下满微痛、小便不利者,有利遂不止、脉促、喘而汗出者,有微喘者,有身重心悸者,有身热不去,心中结痛者,有心烦腹满、卧起不安者,有身热不去微烦者,有续得下利清谷不止、身疼痛者,有胁下满痛、面目黄、颈项强、小便难者,有呕不止、心下急、郁郁微烦者,有胸满烦惊、小便不利、谵语、一身尽重不可转侧者,有热入因作结胸者,有但满不痛而作痞者,有下利日数十行谷不化、腹中雷鸣、心下痞硬而满、干呕、心烦不得安者,有汗出而喘者,有遂协热而利、利下不止、心下痞硬、表里不解者),或当汗而反吐,则胃伤而阳气微(有自汗出不恶寒发热、关上脉细数、腹中饥口不能食,或欲食冷食朝食暮吐者,有内烦不欲近衣者,有引食而反吐者,有心下温温欲吐而胸中痛、大便反溏、腹微满郁郁微烦者),或下之后复发汗,或重发汗而复下之,则表里俱虚(有小便不利者,有振寒脉微细者,有昼日烦躁不得眠、脉沉微、身无大热者,有病仍不解烦躁者,有表里俱虚因致冒者,有心下痞恶寒者,其重发汗而复下之者,亦表里俱虚,有烦热胸中窒者,有不大便五六日舌上燥而渴、从心下至少腹硬满而痛不可近、成结胸者,有心下痞、阴阳气并竭者),或发汗吐下混施,则阴阳气乱(有心下逆满气上冲胸、起则头眩、身为振振摇者,有虚烦不得眠、反复颠倒、心中懊侬,或少气或呕者,有虚烦脉甚微、心下痞硬、胁下痛、气上冲咽喉、眩冒经脉动惕久而成痿者,有解后心下痞硬、噫气不除者,有吐下后热结在里、表里俱热而烦渴者),或以火劫发汗,血气流溢,失其常度(有邪风被火热、两阳相熏灼、其身发黄者,有阳盛欲衄者,有阴虚小便难者,有阴阳俱虚竭、身体枯燥、但头汗出、腹满微喘、口干咽烂者,有不大便久则谵语,甚者至哕、手足躁扰、捻衣摸床者,有亡阳惊狂、起卧不安者,有谵语者,有躁而清血者,有焦骨伤筋者,有从腰以下重而痹者,有发奔豚气从少腹上冲心者,有烦躁者),或以冷水潠灌,其热被却不得去(有弥更益烦肉上粟起者,有寒实结胸无热证者),种种反逆误治,则成坏病而变证百出矣。故篇中原得之病,与正治之法,不过十余条,其余皆斡旋救逆法也。若夫太阳与阳明或少阳同时俱病者,是为合病(太阳与阳明合病者必自下利,葛根汤主之。不下利但呕者,加半夏。喘而胸满者不可下,麻黄汤主之。太阳与少阳合病自下利者,与黄芩汤。若呕者,加半夏、生姜。张兼善曰:"凡合病者皆下利,各从外证以别焉。"夫太阳病头项痛腰脊强,阳明病目疼鼻干不得卧,少阳病胸胁痛耳聋,凡遇两经病证齐见而下利者,曰"合病"也。虽然,但见一证便是,不必悉具),他如太阴所主之肌肉脂肪,少阴所主之经络荣卫,厥阴所主之神经骨髓,皆分布充填于太阳部位。是以三阴表证之治法,亦见于《太阳篇》也(如四逆汤、真武汤、桂枝附子汤、甘草附子汤等证)。盖人身表里,阴阳相维,气血联贯,一部分失和,余体未有不受直接或间接之传属者,病情万变。苟不审其标本而治,鲜有不释邪攻正、反乱大经者。因提纲挈领而述此篇,聊作读论之关键。

二、阳明篇

阳明者,躯壳之里,水谷道路,始于口而终于二阴,六府部位之术语也(《灵·系日月》篇:"两火并合,故为阳明。"《肠胃》篇:"谷所从出入,浅深远近长短之度。唇至齿,长九分。口广二寸半,齿以后至会厌深三寸半,大容五合。舌重十两,长七寸,广二寸半,咽门重十两,广二寸半,至胃长一尺六寸。胃纡曲屈伸之长二尺六寸,大一尺五寸,径五寸,大容三斗五升。小肠后附脊,左环回周叠积,其注于回肠者外附于脐,上回运环十六曲,大二寸半,径八分分之少半,长三丈二尺。回肠当脐左,环回周叶积而下运,环反十六曲,大四寸,径一寸寸之少半,长二丈一尺。广肠傅脊以受回肠,左环叶脊上下辟,大八寸,径二寸寸之大半,长二尺八寸。肠胃所入至所出,长六丈四寸四分。"《荣卫生会》篇:"上焦出于胃上口,并咽以上贯膈而布胸中。中焦亦并胃中,出上焦之后。此所受气者泌糟粕,蒸津液,化其精微上注于肺脉,乃化而为血,以奉生身,莫贵于此,故独得行于经隧,命曰'荣气'。下焦者别回肠,注于膀胱而渗入焉,故水谷者常并居于胃中,成糟粕而俱下于大肠,而成下焦,渗而俱下,济泌别汁,循下焦而渗入膀胱焉。"《本藏》篇:"六府者,所以化水谷而行津液者也。"《素·六节藏象论》:"胃、大肠、小肠、三焦、膀胱,名曰器,能化糟粕转味而入出者也。"《痿论》:"阳明者,五藏六府之海,主润宗筋,宗筋主束骨而利机关也。"《三十五难》:"小肠者受盛之府也,大肠者传泻行道之府也,胆者清净之府也,胃者水谷之府也,膀胱者津液之府也。小肠者心之府,大肠者肺之府,胆者肝之府,胃者脾之府,膀胱者肾之府。小肠谓赤肠,大肠谓白肠,胆谓青肠,胃谓黄肠,膀胱谓黑肠,下焦之所治也。"案:仲景列口苦及小便不利之证治于《阳明篇》者,以此)。阳明为阖(《灵·根结》篇。《四十四难》："七冲门何在？然唇为飞门，齿为户门，会厌为吸门，胃为贲门，太仓下口为幽门，大肠、小肠会为阑门，下极为魄门。"案：阳明之官能，主吸纳水谷之精微以养身，七门以闭为常，故曰"阑"），六元之燥气主治之（《素·天元纪大论》："阳明之上，燥气主之。"《六微旨大论》："阳明之上，燥气治之。"《阴阳应象大论》："燥胜则干。"王注：燥胜则津液竭枯，故皮肤干燥。案：水谷乳糜经肠胃而成糟粕者，由阳明燥气之所化也。若燥气太过则大便硬，燥气不足则便溏泄），凡食饮不节，起居不时，六府失和者，皆为阳明病（《素·阴阳应象大论》："水谷之寒热，感则害于六府。"《太阴阳明论》："阴者，地道也，主内。阴道虚，故食饮不节。起居不时者，阴受之。"《本论》："阳明者上也，万物所归，无所复传。"《金匮》："谷饪之邪从口入者，宿食也，食伤脾胃"）。其受病之部，有口（《四十二难》："口广二寸半，唇至齿已后至会厌深二寸半，大容五合。舌重十两，长七寸，广二寸半。"张路玉《千金方衍义》："齿者，骨之余，属肾，而实阳明所司。"阳明病口燥，但欲漱水不欲咽，此必衄。三阳合病，口不仁而面垢。阳明病下之，胃中空虚，客气动膈，心中懊憹，舌上胎者，宜栀子豉汤。若渴欲饮水，口干舌燥者，白虎加人参汤主之）、咽（《灵·忧恚无言》篇："咽喉者，水谷之道也。"《素·太阴阳明论》："咽主地气。"阳明病，但头眩，不恶寒，故能食而咳，其人必咽痛。若不咳者，咽不痛。《伤寒论本旨》："阳明中风，口苦咽干，以热由胃上咽而至口，不涉于肝，故无目眩，与少阳以此为辨"）、上脘（《灵·四时气》篇："饮食不下，膈塞不通，邪在胃脘。在上脘则抑而下之，在下脘则散而去之。"《四十二难》："咽门重十两，广二寸半，至胃长一尺六寸。"徐注：即俗名食脘者也。《金匮》："宿食在上脘，当吐之，宜瓜蒂散。"阳明病，反无汗而小便利，二三日呕而咳，手足厥者必苦头痛。阳明病下之，其外有热，手足温不结胸，心中懊憹，饥不能食，但头汗出者，栀子豉汤主之）、胃（《灵·平人绝谷》篇："胃大一尺五寸，径五寸，长二尺六寸，横屈受水谷三斗五升，其中之谷常留二斗，水一斗五升而满，上焦泄气出其精微，慓悍滑疾，下焦下溉诸肠。"《素·五藏别论》："胃者水谷之海，六府之大源也。五味入口藏于胃，以养五藏气。"《逆调论》："不得卧而息有音者，是阳明之逆也。足三阳者下行，今逆而上行，故息有音也。阳明者胃脉也，胃者六府之海也，其气亦下行，阳明逆不得从其道，故不得卧也。下经曰'胃不和则卧不安'，此之谓也。"案：胃及主宰言语之神经其中枢皆在延髓，胃有宿食而气不和，卧时大脑虽息其延髓受直接之感触，而发无意识之言语，即所谓谵语者也。阳明病，若中寒，不能食，小便不利，手足濈然汗出，此欲作固瘕，必大便初硬后溏。所以然者，以胃中冷，水谷不别故也。阳明病，不能食，攻其热必哕。所以然者，胃中虚冷故也。阳明病，不吐不下心烦者，可与调胃承气汤，食谷欲呕者，属阳明也，吴茱萸汤主之。得汤反剧者，属上焦也）、下脘（《灵·胀论》："胃者，太仓也。咽喉小肠者，传送也。胃之五窍者，闾里门户也。廉泉、玉英者，津液之道也。"案：胃下脘，近世生理学谓之十二指肠。胃五窍者，上通咽喉为贲门，下通小肠为幽门，余三窍则傍通胆脾及三焦也）、胆府（《灵·本输》篇："胆者，中精之府。"《邪气藏府》篇："胆病者，善太息口苦，呕宿汁，心下澹澹，恐人将捕之，嗌中吤吤然数唾。"《四时气》篇："邪在胆，逆在胃，胆液泄则口苦，胃气逆则呕苦，故曰'呕胆'。"《素·奇病论》："有病口苦，名曰'胆瘅'。夫肝者中之将也，取决于胆，咽为之使，此人者数谋虑不决，故胆虚气上溢而口为之苦。"《四十二难》："胆在肝之短叶间，重三两三铢，盛精汁三合。"阳明病，脉迟者食难用饱，饱则微烦头眩，必小便难，此欲作谷瘅，虽下之腹满如故。阳明中风，口苦咽干，腹满微喘，发热恶寒，脉浮而紧。若下之则腹满小便难也。阳明病，无汗，小便不利，心中懊憹者，身必发黄。阳明病，脉浮而紧，咽燥口苦，腹满而喘，发热汗出，不恶寒反恶热，身重，不可汗下烧针，心中懊憹，舌上胎者，宜栀子豉汤主之。阳明病，瘀热在里，身必发黄，茵陈蒿汤主之。案：口苦及黄疸，皆胆病，以瘀热在里之胃下脘，致胆液溢于胃而上逆为口苦，溢于里由太阴而传于身表，则为黄疸也）、脾膏（《素·太阴阳明论》："脾脏者，常着胃，土之精也。脾与胃，以膜相连耳，而能为之行其津液。"《奇病论》："有病口甘者，此五气之溢也，名曰脾瘅。夫五味入口藏于胃，脾为之行其精气，津液在脾，故令人口甘也。此肥美之所发也，此人必数食甘美而多肥也。肥者令人内热，甘者令人中满，故其气上溢，转为消渴，治之以兰除陈气也。"《四十二难》："脾重二斤三两，扁广三寸，长五寸，有散膏半斤，主里血,温五脏,主藏意。"案:脾膏即胰,近世生理学名"膵脏",又名"腹唾腺",其津液即膵液也。以其味甘,故曰土之精。趺阳脉浮而涩,浮则胃气强,涩则小便数,浮涩相搏大便则难,其脾为约,麻仁丸主之)、小肠(《灵·平人绝谷》篇:"小肠大二寸半,径八分分之少半,长三丈二尺,受谷二斗四升,水六升三合合之大半。"《素·灵兰秘典论》:"小肠者受盛之官,化物出焉。"《举痛论》:"寒气客于小肠,小肠不得成聚,故后泄腹痛矣。热气留于小肠,肠中痛,瘅热焦渴则坚干不得出,故痛而闭不通矣。"阳明病脉迟,若腹大满不通者,可与小承气汤。微和胃气,勿令大泄下。阳明病,谵语发潮热,脉滑而疾者,小承气汤主之。脉浮而迟,表热里寒,下利清谷者,四逆汤主之)、大肠(《灵·平人绝谷》篇:"回肠大四寸,径一寸寸之少半,长二丈一尺,受谷一斗,水七升半。"《素·灵兰秘典论》:"大肠者,传道之官,变化出焉。"阳明病,脉迟,手足濈然而汗出者,此大便已硬也,大承气汤主之。阳明病,谵语有潮热,反不能食者,胃中必有燥屎五六枚也。若能食者,但硬尔,宜大承气汤下之。病人不大便五六日,绕脐痛烦躁,发作有时者,此有燥屎,故使不大便也。病人小便不利,大便乍难乍易,时有微热,喘冒不能卧着,有燥屎也,宜大承气汤。阳明病,发汗不解,腹满痛者,急下之,宜大承气汤。腹满不减,减不足言,当下之,宜大承气汤)、广肠(《灵·平人绝谷》篇:"广肠大八寸,径二寸寸之大半,长二尺八寸,受谷九升三合八分合之一。"《素·五脏别论》:"魄门亦为五脏使,水谷不得久藏。"《四十二难》:"肛门重十二两,大八寸,径二寸大半,长二尺八寸,受谷九升三合八分合之一。"徐注:肛门即广肠,大肠以下至肛门受秽滓之处,俗名膱肠,以其最广,故曰"广肠"。阳明病自汗出,若发汗,小便自利者,此为津液内竭,虽硬不可攻之,常须自欲大便,宜蜜煎导而通之。若土瓜根及大猪胆汁,皆可为导)、三焦(《灵·四时气》篇:"小腹痛肿,不得小便,邪在三焦。"《素·灵兰秘典论》:"三焦者,决渎之官,水道出焉。"《三十一难》:"三焦者,水谷之道路,气之所终始也。"上焦者在心下下膈,在胃上口,主内而不出。中焦者,在胃中脘,不上不下,主腐熟水谷。下焦者当膀胱上口,主分别清浊,主出而不内,以传道也。脉浮发热,渴欲饮水,小便不利者,猪苓汤主之。阳明病,胁下硬满,不大便而呕,舌上白胎者,可与小柴胡汤。上焦得通，津液得下，胃气因和，身濈然而汗出解也）、膀胱（《素问·水热穴论》：“肾者，胃之关也，关门不利，故聚水而从其类也。”《灵·兰秘典论》：“膀胱者，州都之官，津液藏焉，气化则能出矣。”《宣明五气论》：“膀胱不利为癃，不约为遗溺。”《厥论》：“前阴者，宗筋之所聚，太阴阳明之所合也。”《四十二难》：“膀胱重九两二铢，纵广九寸，盛溺九升九合。”阳明病，但头汗出，小便不利，渴引水浆者，此为瘀热在里，身必发黄，茵陈蒿汤主之。小便当利，尿如皂角汁色正赤，一宿腹减，黄从小便去也。三阳合病，腹满身重，难以转侧，口不仁而面垢，谵语遗尿，若自汗出者，白虎汤主之）之别，其致病之因，有太阳阳明（《素·皮部论》：“百病之始生也，必先于皮毛，邪中之则腠理开，开则入客于络脉，留而不去传入于经，留而不去传入于府，廪于肠胃。”太阳阳明者，脾约是也。太阳病，若发汗，若下，若利小便，此亡津液，胃中干燥，因转属阳明，不更衣内实大便难者，此名阳明也。阳明病，脉迟，汗出多，微恶寒者，表未解也，可发汗，宜桂枝汤。阳明病，脉浮，无汗而喘者，发汗则愈，宜麻黄汤。太阳病，三日发汗不解，蒸蒸发热者，属胃也，调胃承气汤主之。太阳病，若吐若下若发汗，微烦小便数，大便因硬者，小承气汤和之。发汗不解，腹满痛者，急下之，宜大承气汤。二阳并病，太阳证罢，但发潮热，手足濈濈汗出，大便难而谵语者，下之则愈，宜大承气汤）、正阳阳明（《素·痹论》：“饮食自倍，肠胃乃伤。”正阳阳明者，胃家实是也，证治略录述于前）、少阳阳明之殊（《素·太阴阳明论》：“阴者地气也，主内。阴道虚，食饮不节，起居不时者，阴受之。阴受之则入五藏，入五藏则膜满闭塞，下为飧泄，久为肠澼。”少阳阳明者，发汗，利小便已，胃中燥烦实，大便难是也。阳明病，发潮热，大便溏，小便自可，胸胁满不去者，小柴胡汤主之。病人烦热，汗出则解，又如疟状，日晡所发热者，属阳明也。脉实者宜下之，脉浮虚者发汗，下之属大柴胡汤、承气汤证，发汗宜柴胡加桂枝汤。案：疟后痢，即少阳阳明。大便难，盖肠澼里急也），而仲景以胃家实为阳明病之提纲，以攻下为正治之法（《素·五藏别论》：“六府者传化物而不藏，故实而不能满也。所以然者，水谷入口则胃实而肠虚，食下则肠实而胃虚，故曰‘实而不满，满而不实’也。”《逆调论》：“阳明其气下行。”《阴阳应象大论》：“其下者引而竭之,中满者写之于内。"案:阳明之实邪有在胃在肠之异,是以承气有调胃小大之殊),阳明与太阴为表里。以太阴所主之脂肪,充积于肠胃之里,故也。阳明虚,当温其里之太阴;太阴实,当泄其表之阳明(四逆汤桂枝汤所以温太阴之虚,三承气汤所以泄太阴腐秽之实)。而其间又有虚实交错,表里并病,故有宜下者(阳明病脉迟,虽汗出不恶寒,其身必重,短气腹满而喘,有潮热者,此外欲解,可攻里也。手足濈然而汗出者,此大便已硬也。大承气汤主之),有当下而尚未可下者(若汗多微发热恶寒者,外未解也。其热不潮,未可与承气汤。阳明病潮热,大便不硬者不与之。若不大便六七日,恐有燥屎,少与小承气汤和之。不转矢气者,慎不可攻也),有当急下者(伤寒六七日,目中不了了,睛不和,无表里证,大便难身微热者,此为实也,急下之,宜大承气汤。阳明病,发热汗多者,发汗不解,腹满痛者),有不可下者(阳明中风,口苦咽干,腹满微喘,发热恶寒,脉浮而紧,下之则腹满小便难也。伤寒呕多,虽有阳明证,不可攻之。阳明病,心下硬满者,不可攻之,攻之利遂不止者死。阳明病,面合赤色,不可攻之,攻之必发热、色黄、小便不利也。阳明病,大便但初头硬后必溏,不可攻之,攻之必胀满不能食也),失治则成坏病,涉于厥阴,则发谵语(《素·热论》:"阳明与太阴俱病,则腹满身热,不欲食谵言。"王注:谵言,谓妄谬而不次也。案:谵语盖肠胃之里之神经病,由胃气不和然也。而有虚实之辨,生死之殊。有发汗多亡其阳而谵语者,有吐下后伤其阴而谵语者,有胃中燥者,有肠中有燥屎者,有热入血室者,有津液越出大便为难表虚里实者,有三阳合病者,有二阳并病者,有阳明中风反发汗者。凡发汗吐下亡津液,胃燥实而气逆者,则发谵语。谵语为实证宜下,故脉滑疾或沉则生,脉短脉涩者死也),热瘀少阴则为蓄血(肠胃之里,少阳部位之经络病。有蓄于上脉浮发热,口干鼻燥,能食而衄者;有热入血室,下血谵语,但头汗出者;有久瘀血,令人喜忘,屎虽鞕大便反易,其色必黑者;有合热而消谷善饥者,有协热而便脓血者),系在太阴,则为谷疸(《素·通评虚实论》:"黄疸久逆之所生也。"案:黄疸者,湿热瘀于阳明之里,致胆液溢于太阴,而传播于身体之表,太阳部位之肌肉病也。伤寒脉浮而缓,手足自温者,是为系在太阴。太阴者身当发黄,若小便自利者,不能发黄。阳明病，脉迟，小便难，此欲作谷瘅。阳明病，无汗，小便不利，心中懊恢者，身必发黄。阳明病，被火，额上微汗出，小便不利者，必发黄。阳明病，但头汗出身无汗，小便不利，瘀热在里，身必发黄），此皆误治久逆之所生也。当随其脉证而救治之。

三、少阳篇

少阳者躯壳之内，肠胃之外，五藏膜原，三焦部位之术语也（《素·疟论》："热气盛藏于皮肤之内，肠胃之外，此荣气之所舍也。此令人汗空疏，腠理开。"又曰："由邪气内薄于五藏，横连募原也。"王注：募原谓鬲募之原系。《新校正云》。案：全元起本"募"作"膜"，《太素》巢元方并同。《举痛论》亦作"膜原"。《刺禁论》："肝生于左，肺藏于右，心部于表，肾治于里，脾为之使，胃为之市，鬲肓之上中有父母，七节之旁中有小心。"《五藏别论》："所谓五藏者，藏精气而不写也，故满而不能实。"《灵·本输》篇："肺合大肠，心合小肠，肝合胆，脾合胃，肾合膀胱。少阳属肾，肾上连肺，故将两藏。三焦者中渎之府也，水道出焉，属膀胱，是孤之府也，是六府之所与合者。"《荣卫生会》篇："上焦如雾，中焦如沤，下焦如渎。"魏念庭曰："三焦者，无形而以躯壳为郭郭，是躯壳即其形也。本一气而分三，亦以躯壳之上、中、下分之也。肺与心居上焦之中，肝、胆、脾、胃俱居中焦之中，肾与大小肠、膀胱居下焦之中。上中二焦分界处，有上连心主包络之大膜，为护卫中下二焦分界处，有傍连两胁下后连脊骨辅裹肾之脂膜为布周，截然三界，原有天、地、人之义也。至'上焦如雾、中焦如沤、下焦如渎'之说，正于无形中取象也。如雾者，拟之天气之正象，论人身温热之气浮而上也；如沤者，气在水上，论人身中段气在血中之象也；如渎者，气涸于血中，如水之在地而水中莫非气也"），少阳为枢（《灵·根结》篇。案：少阳居半表半里之位，其气内外贯通，上下交流，而五藏内阅于七窍，具开阖出入之官能，故为枢），六元之火气主治之（《素·天元纪大论》："少阳之上，火气主之。君火以明，相火以位。"《六微旨大论》："少阳之上，火气治之。"又云：显明之右，君火之位也。君火之右，退行一步，相火治之。君位臣则顺，臣位君则逆，逆则其病近，其害速，顺则其病远，其害微,所谓二火也。《五运行大论》:"火游行其间。"《阴阳应象大论》:"水为阴,火为阳。壮火之气衰,少火之气壮。壮火食气,气食少火。壮火散气,少火生气。"《逆调论》:"肝一阳也,心二阳也,肾孤藏也,一水不能胜二火。"《解精微论》:"一水不能胜五火,故目眦盲。"王注:眦,视也。一水,目也。五火,谓五藏之厥阳也。案:火者人身元气之一,其位有君有相,游行于三焦之间,分寓于五藏之中,故有二火五火之称。少阴为君火,属阳而寓于心。少阳为相火,属阴而寄于肝肾。三焦气和,则君火以明,相火以位,腠理通畅,津液蒸腾;若君火不明,相火气胜,则阴火上逆而为病。如少阳病之胁下痞硬,心烦喜呕,口苦咽干,目眩,两耳无所闻,目赤,皆其候也),其受病之部,有上焦(《素·六节藏象论》:"天食人以五气,五气入鼻,藏于心肺。"《痿论》:"肺者藏之长也,为心之盖也。"《脉要精微论》:"心为牡藏,小肠为之使。"《藏气法时论》:"心病者,胸中痛,胁支满,胁下痛,膺背肩甲间痛,两臂内痛,虚则胸腹大胁下,与腰相引而痛。肺病者,喘咳逆气,肩背痛,汗出尻阴股膝髀腨胻足皆痛,虚则少气不能报息,耳聋嗌干。"《四十二难》:"心重十二两,中有七孔三毛,盛精汁三合,主藏神。肺重三斤三两,六叶二耳,凡八叶,主藏魄。"案:上焦主横膈膜以上之病,仲景以"口苦咽干目眩,两耳无所闻,目赤头痛"提纲)、中焦(《素·奇病论》:"肝者中之将也,取决于胆,咽为之使。"《太阴阳明论》:"脾藏者常着胃土之精也,脾为胃行其津液。"《藏气法时论》:"肝病者,两胁下痛,引少腹,令人善怒,虚则目䀮䀮无所见,耳无所闻,善恐如人将捕之。气逆则头痛,耳聋不聪,颊肿。脾病者,身重,善肌肉痿,足不收,行善瘈,脚下痛,虚则腹满肠鸣,飧泄食不化。"《四十二难》:"肝重二斤四两,左三叶右四叶,凡七叶,主藏魂。脾重二斤三两,扁广三寸,长五寸,有散膏半斤,主裹血,温五藏,主藏意。"案:中焦主膈下脐上之病,仲景以"往来寒热,胸胁苦满,默默不欲饮食,心烦喜呕,腹中痛,胁下痞硬,心下悸"提纲)、下焦(《素·逆调论》:"肾者水藏,主津液,主卧与喘也。"《藏气法时论》:"肾病者腹大胫肿,喘咳身重,寝汗出,憎风,虚则胸中痛,大腹小腹痛,清厥意不乐。"《四十二难》:"肾有两枚,重一斤二两,主藏志。"案:下焦主脐下少腹之病,仲景以"小便不利及热结在里,呕吐下利"为提纲)及半表半里之分。其半表则由腠理外通于太阳,其半里则由膜原内通于阳明(人身皮毛内之肥肉名为肌肉,肥肉里瘦肉外夹缝中之油网名腠理。《金匮》:"腠者是三焦通会元真之处,为血气所注,理者是皮肤藏府之文理也。"《素·阴阳应象大论》:"清阳发腠理。"王注:腠理谓渗泄之门)。其五藏之气外合于六府,上通于七窍,下通于二阴(《灵·本输》篇见上,《脉度》篇:"五藏常内阅于上七窍也。故肺气通于鼻,肺和则鼻能知臭香矣;心气通于舌,心和则舌能知五味矣;肝气通于目,肝和则目能辨五色矣;脾气通于口,脾和则口能知五谷矣;肾气通于耳,肾和则耳能闻五音矣。五藏不和则七窍不通,六府不和则留为痈。"《素·金匮真言论》:"肝开窍于目,心开窍于耳,脾开窍于口,肺开窍于鼻,肾开窍于二阴")。凡皮肤外感风寒及肠胃内伤食饮,失治而传入半表半里,内薄五藏膜原,致三焦之气失和者,皆为少阳病(《素·缪刺论》:"夫邪之客于形也,必先舍于皮毛,留而不去,舍于孙脉,留而不去,入舍于络脉,留而不去,入舍于经脉,内连五藏散于肠胃,阴阳俱感,五藏乃伤,此邪之从皮毛而入极于五藏之次也。"《阴阳应象大论》:"故善治者治皮毛,其次治肌肤,其次治筋脉,其次治六府,其次治五藏,治五藏者半死半生也。"案:结胸藏结有死证者,以此)。少阳居表里之间,当肓膜之处,外不及于皮肤,内不及于肠胃,汗之而不从表解,下之而不从里出。故有发汗、吐、下、温针之禁,特立小柴胡汤为和解表里正治之治(伤寒五六日中风,往来寒热,胸胁苦满,默默不欲饮食,心烦喜呕,或胸中烦而不呕,或渴,或腹中痛,或胁下痞硬,或心下悸,小便不利,或不渴身有微热,或咳者,小柴胡汤主之。伤寒中风,有柴胡证,但见一证便是,不必悉具。陆九芝曰:"三阳以少阳为枢,柴胡为转枢之用。小柴胡一方就本经言,柴胡但主半表,黄芩乃主半里;就六经言,柴、芩但主半表,参、草乃主半里。"案:病之少阳,无不郁火而津液涸竭者,小柴胡汤所以升清降浊,调和表里,泻郁火生津液也。汗、吐、下、温针之治,皆伤津液,故以为禁)。其或未离太阳之表,则宜兼汗,或已属阳明之里,则须兼下,是以有和解而兼汗下权变之法(案:小柴胡汤证以往来寒热为候,其身热恶寒者为未离太阳,加桂枝微汗之,或柴胡桂枝汤主之,其潮热不恶寒者,为已属阳明。小柴胡汤加芒消微下之,或大柴胡汤主之,其他胸胁痞满,心下痞硬,呕噫下利,皆少阳之坏病,而诸泻心汤及旋覆代赭、黄芩、黄连等汤,亦小柴胡汤之变方也),其证治已尽见于《太阳》《阳明》二篇,故《少阳篇》中略提其纲而已(案:温病是冬时皮肤受寒,邪气由腠理而传入三焦膜原,至春时天地之阳气外发,其病应之而起,是为伏气之病。温疟亦与温病回源,此邪之由太阳间接而传及少阳者,疫病是天地之戾气,有五尸之异,四时皆有,其邪鼻吸入于肺膜,传于三焦膜原,由腠理而达于内外。《素·阴阳应象大论》云:"天之邪气,感则害人五藏。"《遗篇》所谓"五疫之起,皆易感人,无问大小,其状皆同",此少阳直中之邪,所谓天牝从来者也。其治法当于杂病中求之),少阳与厥阴为表里(《素·血气形志》篇,《灵·卫气》篇:"五藏者,所以藏精神魂魄者也。"案:少阳部位之神经,皆属自和,不能随意而运动不息,如"心之鼓动,肺之呼吸,肝脾之生血,肾之泌溺"是也。而五藏常内阅于上七窍,故三阳之病觉以少阳为最多,如口之苦、咽之干、目之眩、耳之聋,此皆少阳实热之证。若夫虚寒厥逆下利之证,则当求之于厥阴也)。少阳虚,当漫其里之厥阴;厥阴实,当泻其表之少阳。神而明之,存乎其人。此仲景三阳三阴篇,表里、虚实、寒热,错综变化中,不易之例也。

四、太阴篇

太阴者,荣养系统之术语,其气则荣卫津液,其质则肌肉脂膏,皆其所属也(《素·六节藏象论》:"天食人以五气,地食人以五味。五气入鼻藏于心肺,上使五色修明,音声能彰。五味入口,藏于肠胃,味有所藏,以养五气,气和而生,津液相成,神乃自生。肺者气之本魄之处也,其华在毛,其充在皮,为阳中之太阴,通于秋气。脾、胃、大肠、小肠、三焦、膀胱者,仓廪之本,荣之居也,名曰器,能化糟粕转味而入出者也,其华在唇四白,其充在肌,其味甘,其色黄,此至阴之类,通于土气。"《水热穴论》:"肺者太阴也。"《金匮真言论》:"腹为阴,阴中之至阴,脾也。"《痿论》:"肺主身之皮毛,脾主身之肌肉。"《奇病论》:"五味入口藏于胃,脾为之行其精气津液。"《经脉别论》:"食气入胃,散精于肝,淫气于筋。食气入胃,浊气归心,淫精于脉。脉气流经,经气归于肺。肺朝百脉,输精于皮毛,毛脉合精,行气于府,府精神明,留于四藏,气归于权衡。饮入于胃,游溢精气,上输于脾,脾气散精,上归于肺,通调水道,下输膀胱,水精四布,五经并行。"《痹论》:"荣者水谷之精气也,和调于五藏,洒陈于六府,乃能入于脉也,故循脉上下,贯五藏络六府也。卫者水谷之悍气也,其气慓疾滑利,不能入于脉也,故循皮肤之中,分肉之间,熏于肓膜,散于胸腹。"《灵·决气》篇:"上焦开发宣五谷味,熏肤充身泽毛,若雾露之溉,是谓气。腠理发泄,汗出溱溱,是谓津,谷入气满,淖泽注于骨,骨属屈伸泄泽,补益脑髓,皮肤润泽,是为液。"《荣卫生会》篇:"人受气于谷,谷入于胃以传于肺,五藏六府皆以受气,其清者为荣,浊者为卫,荣在脉中,卫在脉外,荣周不休,五十而复大会,阴阳相贯,如环无端。荣出于中焦,卫出于上焦。上焦出于胃上口,并咽以上贯膈而布胸中,走腋循太阴之分而行,还至阳明,上至舌,下足阳明,常与荣俱行于阳二十五度,行于阴亦二十五度,一周也,故五十度而复大会于手太阴矣。中焦亦并胃中,出上焦之后,此所受气者,泌糟粕,蒸津液,化其精微,上注于肺脉,乃化而为血,以奉生身,莫贵于此,故独得行于经隧,命曰荣气。荣卫者精气也,血者神气也,故血之与气,异名同类焉。故夺血者无汗,夺汗者无血。"《邪客》篇:"五谷入于胃也,其糟粕津液宗气分为三隧,故宗气积于胸中,出于喉咙以贯心脉,而行呼吸焉。荣气者泌其津液注之于脉,化以为血,以荣四末,内注五藏六府,以应刻数焉。卫气者出其悍气之慓疾而先行于四末,分肉皮肤间,而不休者也。昼日行于阳,夜行于阴。"《五癃津液别》篇:"水谷皆入于口,其味有五,各注其海,津液各走其道。故三焦出气以温肌肉,充皮肤,为津;其流而不行者,为液。五谷之津液,和合而为膏者,内渗入于骨空补益脑髓。"《素·八正神明论》:"天温日明则人血淖液而卫气浮,天寒日阴则人血凝泣而卫气沉。月始生,则血气始精,卫气始行;月郭满,则血气实,肌肉坚;月郭空,则肌肉减,经络虚,卫气去,形独居。"案:人之所赖以生者天气与水谷,天气入鼻由肺而传于周身,水谷入口由脾为胃行其精气津液,即荣气是也。近世生理学谓之淋巴液,其精气曰淋巴球,入脾化为白血球,入肝化为赤血球,为荣养人身之要质,故曰荣气。卫气即脂膏中之油液,其气之盛衰,上应月光之盈虚,月者卫星也,故曰卫气。而与肺、脾二藏同属太阴焉。荣养系统之在阳明部位者曰乳糜腺,在少阳部位者曰淋巴腺,在太阳部位者曰脂肪腺,而脂膏充积于肠胃之里,故以阳明为表也)。太阴为开(太阴主为阳明行其精气津液,故曰"开"),六元之湿气主治之(《素·天元纪大论》:"太阴之上,湿气主之。"《六微旨大论》:"太阴之上,湿气治之。"《阴阳应象大论》:"湿盛则濡泻。"王注:湿盛则内攻于脾胃,脾胃受湿则水谷不分,水谷相和故大肠传道而注泻也。以湿内盛而泻,故谓之濡泻。案:湿之质即水也。肺为水之上源,湿郁于里则化而为痰,太阴之腹满而吐,《解惑论》谓此吐当是吐痰。《素·生气通大论》:"秋伤于湿,上逆而咳,发为痿厥是也。湿淫于表则为风水。"《素·水热穴论》:"其本在肾,其末在肺,皆积水也。"脾主为胃行其津液而恶湿,其郁湿于阳明之里则为自利,挟胆汁而瘀热外发于太阳之表,则为黄瘅。又《灵·决气》:"津脱者,腠理开污大泄;液脱者,骨属屈伸不利,色夭,脑髓消、胫酸,耳数鸣。"《素·至真要大论》:"诸痉强直,皆属于湿;诸湿肿满,皆属于脾。"《本论》:"太阳病,发汗太多因致痉,风病下之则痉,此皆伤元气之湿,证治见于杂病者也")。凡内伤外感失治,而致荣养系统元气之湿不平者,皆为太阴病。随其藏府阴阳之偏,而有虚实寒热之分。太阴与阳明为表里,太阴实即是阳明病,阳明虚即是太阴病(陆九芝曰:"太阴阳明同居中土,太阴脾为阴道虚,阳明胃为阳道实,故同一腹痛也。满而时痛者属脾,满而大实痛者属胃。在胃则宜大小承气、栀子厚朴枳实汤,在脾则宜理中四逆、厚朴生姜半夏人参汤,间有用大黄芍药者,同一发黄也。其黄色之淤晦者属脾,为阴黄;其黄色之鲜明者属胃,为阳黄。治阳黄宜栀子檗皮汤、茵陈蒿汤,治阴黄宜理中汤、四逆汤。间有用麻黄、连翘者,同一格吐也。朝食暮吐为脾寒格,食入即吐为胃热格,治热格宜泻心汤、干姜黄芩人参汤,治寒格宜附子理中汤、厚朴生姜半夏人参汤。病名则同,病本则异。总之胃属阳,脾属阴,胃为府,脾为藏,胃司纳,脾司输,胃恶燥,脾恶湿,胃喜降,脾喜升,胃宜通,脾宜补,其所以不同之故,可以对待而观,即可以反观而得。况胃病之脉必大,或浮而促,脾病之脉必弱,或沉而细,尤其不可强同者耶")。故仲景以"腹满而吐,食不下,自利益甚"为提纲(论云:呕吐而利,名曰霍乱。其证为阳明卒中之邪,与此异),而着胃气弱,不可下之禁,其湿郁于阳明部位者,属虚寒而自利,宜四逆辈以温其藏,此正治法也(自利不渴者属太阴,以其藏有寒故也,当温之,宜四逆辈)。伤寒瘀热在里,胆液横流系在太阴,湿淫于太阳部位者身当发黄,以其属脾家实,而证治见于《阳明篇》(伤寒脉浮而缓,手足自温,是为系在太阴。太阴者身当发黄。若小便自利者,不能发黄,至七八日,虽暴烦下利日十余行,必自止。以脾家实,腐秽当去故也)。太阳病误下,因而腹满时痛,或下利者,此邪在少阳部位,当审其半表半里之虚实,而和解之(本太阳病,医反下之,因而腹满时痛者,属太阴也,桂枝加芍药汤主之;大实痛者,桂枝加大黄汤主之),辨其标本之先后,而分治之(伤寒医下之,续得下利清谷不止,身疼痛者,急当救里;后身疼痛,清便自调者,急当救表。救里宜四逆汤,救表宜桂枝汤。太阴病,脉浮者可发汗,宜桂枝汤,以桂枝本为解肌也),此皆权变救逆法也(案:三阳以部位言,三阴以质体言,部位拘于一区,质体普布全身。是以三阴篇皆有表证、里证及半表半里证,而三阳篇中亦各错综互列三阴证也)。

五、少阴篇

少阴者,血脉循环系统之术语,五藏皆其机官、经、络、毛脉,皆其所属也(《灵·决气》篇:"中焦受气,取汁变化而赤,是谓血。壅遏荣气,令无所避,是谓脉。《本神》篇:"五藏主藏精者也。肝藏血,血舍魂;脾藏荣,荣舍意;心藏脉,脉舍神;肺藏气,气舍魄;肾藏精,精舍志。"《痈疽》篇:"肠胃受谷,上焦出气,以温分肉而养骨节,通腠理;中焦出气如露,上注溪谷而渗孙脉,津液和调,变化而赤为血。血和则孙脉先满溢,乃注于络脉,皆盈乃注于经脉,阴阳已张,因息乃行,行有经纪,周有道理,与天合同,不得休止。"《邪气藏府病形》篇:"十二经,三百六十五络,其血气皆上于面而走空窍。"《逆顺肥瘦》篇:"手之三阴从藏走手,手之三阳从手走头,足之三阳从头走足,足之三阴从足走腹。"《脉度》篇:"手之六阳从手至头长五尺,五六三丈;手之六阴从手至胸中三尺五寸,合二丈一尺;足之六阳从足上至头八足,六八四丈八尺;足之六阴从足至胸中六尺五寸,合三丈九尺。跷脉从足至目七尺五寸,合一丈五尺;督脉、任脉各四尺五寸,合九尺。凡都合一十六丈二尺,此气之大经隧也。经脉为里,支而横者为络,络之别者为孙。"《素·经脉别论》:"毛脉合精,行气于府。"案:肝脾二藏为生血器,心藏为发动器,是循环系统之中枢,肺藏为气息推陈致新滤清器,肾藏为泌溺及化精器,经络为运输之道路,孙络毛脉为散布之竟委。凡人身体气血调和,水火既济则无病,而气血所以调和。水火之所以既济者,全借乎血脉循环之作用。其中有所瘀而不行,致肾水不上升则烦,心火不下降则躁,而渴、衄、咽痛、喉痛、下利清谷、小便不利等症作矣。《内经》以心与肾属之少阴,而仲景《少阴篇》中多心肾之病者以此)。少阴为枢(《灵·根节》篇。案:水谷之精气,由荣养系统经脾肝二藏而化为血液,外以充肌温肤,内以化精养神,上下周流,循环不息,而居厥太二阴之间,故为枢),元气之热主治之(《素·天元纪大论》:"少阴之上,热气主之。"《六微旨大论》:"少阴之上,热气治之。"《离合真邪论》:"真气者,经气也。"案:热者人身之阳气,其原生于经气之运动,血液之养化,而皮肤有调节体温之能,故少阴之热与太阳之寒作对待)。以五藏之官能,分为四部,曰呼吸空气滤清血液器,鼻窍(《灵·荣气》篇:"究于畜门,注鼻之外窍也。"《素·五藏别论》:"心肺有病而鼻为之不利也。"少阴病,但厥无汗,而强发之,必动其血,未知从何道出,或从口鼻,或从目出,是名下厥上竭,为难治)、咽喉(《灵·忧恚无言》篇:"喉咙者,气之所以上下者也。会厌者,音声之户也。口唇者,音声之扇也。舌者,音声之机也。悬雍垂者,音声之关也。颃颡者,分气之所泄也。横骨者,神气所使主发舌者也。足之少阴上系于舌,络于横骨,终于会厌。"《邪客》篇:"宗气积于胸中,出于喉咙,以贯心脉而行呼吸焉。"病人脉阴阳俱紧,反汗出者,亡阳也,此属少阴,法当咽痛而复吐利。少阴病,下利咽痛,胸满心烦者,猪肤汤主之。少阴病,二三日咽痛者,可与甘草汤。不差者,与桔梗汤。少阴病,咽中伤生疮,不能语言,声不出者,苦酒汤主之。少阴病,咽中痛,半夏散及汤主之)、肺藏(《灵·荣卫生会》篇:"人受气于谷,谷入于胃,以传于肺,五藏六府皆以受气,其清者为荣,浊者为卫,荣在脉中,卫生脉外、荣周不休,五十而复大会,阴阳相贯,如环无端。"《荣气》篇:"荣气之道,内谷为宝。谷入于胃,乃传之肺,流溢于中,布散于外,精专者行于经隧,常荣无已,终而复始,是谓天地之纪。"《五法》篇:"谷始入于胃,其精微者先出于胃之两焦,以溉五藏,别出两行荣卫之道,其大气之搏而不行者,积于胸中,命曰气海,出于肺,循喉咽,故呼则出,吸则入,天地之精气其大数常出三入一。故谷不入半日则气衰,一日则气少矣。”《本神》篇:“肺藏气,气舍魄。肺气虚,则鼻塞不利,少气,实则喘喝,胸盈仰息。”少阴病,咳而下利谵语,被火气劫故也。小便必难,以强责汗故也。少阴病,六七日,息高者死)、膈膜是也(膈上有寒饮,干呕者,不可吐也,急温之宜四逆汤)。曰荣气化血运行器,脾藏(《素·奇病论》:“五味入口藏于胃,脾为之行其精气津液。”《痹论》:“荣者水谷之精气也,和调于五藏,洒陈于六府,乃能入于脉也。故循脉上下,贯五藏,络六府也。”《灵·本神》篇:“脾藏荣,荣舍意。脾气虚,则四肢不用,五藏不安,实则腹胀,经溲不利。”少阴病,恶寒身蜷而利,手足逆冷者,不治。少阴病,吐利躁烦,四逆者死。少阴病,四逆恶寒而身蜷,脉不至,不烦而躁者死)、肝藏(《素·奇病论》:“肝者中之将也,取决于胆,咽为之使。”《五藏生成》篇:“人卧血归于肝,肝受血而能视。”《灵·本神》篇:“肝藏血,血舍魂,肝气虚则恐,实则怒。”少阴病,得之二三日以上,心中烦不得卧,黄连阿胶汤主之。少阴病,脉微细沉但欲卧,汗出不烦自欲吐,至五六日自利,复烦躁,不得卧寐者死)、心藏(《素·五藏生成》篇:“诸血者,皆属于心。”《痿论》:“心主身之血脉。”《调经论》:“心藏神。”《灵·荣卫生会》篇:“血者,神气也。”《邪客》篇:“少阴心脉也。心者五藏六府之大主也,精神之所舍也,其藏坚固邪弗能容也,容之则心伤,心伤则神去,神去则死矣。故诸邪之在于心者,皆在心之包络。”《本神》篇:“心藏脉,脉舍神,心气虚则悲,实则笑不休。”少阴病欲吐不吐,心烦但欲寐,五六日自利而渴者,属少阴也,虚故引水自救)、经络是也(《灵·本藏》篇:“经脉者所以行血气而荣阴阳,濡筋骨利关节者也。血和则经脉流行,荣覆阴阳,筋骨劲强,关节清利矣。”《经脉》篇:“经脉十二者,伏行分肉之间,深而不见,其常见者,足太阴过于外踝之上,无所隐故也。诸脉之浮而常见者,皆络脉也。”《邪客》篇:“荣气者泌其津液,注之于脉,化以为血,以荣四末,内注五藏六府,以应刻数焉。”少阴病,下利,若利自止,恶寒而蜷卧,手足温者可治。少阴病吐利,手足不逆冷,反发热者不死,脉不止者,灸少阴七壮)。曰血液化精器,肾藏是也（《素·上古天真论》："肾者主水，受五藏六府之精而藏之。"《痿论》："肾主身之骨髓。"《灵·本神》篇："肾藏精，精含志，肾气虚则厥，实则胀。"案：此肾藏当是外肾睾丸，在女子名卵巢。少阴病形悉具，小便白者，以下焦虚有寒，不能制水，故令色白也。少阴病，但厥无汗，而强发之，必动其血）。曰泌溺器，肾藏、膀胱是也（《素·逆调论》："肾者水藏，主津液，主卧与喘也。"少阴病八九日，一身手足尽热者，以热在膀胱，必便血也）。凡内伤外感失治，而致血脉循环系统不和者，皆为少阴病。少阴与太阳为表里。少阴之表实，即是太阳病；太阳之里虚，即是少阴病（病有发热恶寒者，发于阳也；无热恶寒者、发于阴也。病人脉阴阳俱紧，反汗出者亡阳也，此属少阴，法当咽痛而复吐利）。故仲景以"脉微细，但欲寐"为提纲（案：《内经》谓血者神气也。盖血犹油也，神犹光。血旺则神强，血衰则神昏，亦然），而篇内之证，有邪在太阳者（少阴病，始得之，反发热脉沉者，麻黄附子细辛汤主之。少阴病，得之二三日以上，麻黄附子甘草汤微发汗，以二三日无里证，故微发汗也。少阴病，身体痛，手足寒，骨节痛，脉沉者，附子汤主之），有在阳明者（少阴病，下利便脓血者，桃花汤主之。少阴病，吐利，手足厥冷，烦躁欲死者，吴茱萸汤主之。少阴病，下利，白通汤主之。少阴病得之二三日，口燥咽干者，急下之，宜大承气汤。少阴病，自利清水，色纯青，心下必痛，口干燥者，急下之。少阴病，六七日，腹胀不大便者，急下之），有在半表半里。少阳部位之上焦（有心中烦，不得卧者；有口中和，其背恶寒者；有下利，咽痛胸满心烦者；有咽痛者；有咽中伤生疮，不能语言声不出者；有饮食入口即吐，胸中实者）、中焦（有下利清谷，里寒外热，手足厥逆，脉微欲绝，或腹痛，或干呕者；有四逆，或咳，或悸，或小便不利，或腹中痛，或泄利下重者）、下焦者（有下焦虚有寒，不能制水，令小便色白者；有腹痛，小便不利，四肢沉重，疼痛自下利者；此为有水气，其人或咳，或小便利，或下利，或呕者），当各随其证候之虚、实、寒、热而治之。而又有邪在少阴，证兼太阴，或兼厥阴者，大抵连太阴者多呕利（以太阴质体之温，生于血液之热，而与阳明为表里者也），连厥阴者多厥逆（《素·五藏生成》篇："卧出而风吹之，血凝于肤者为痹，凝于脉者为泣，凝于足者为厥。此三者，血行而不得反其空，故为痹厥也。"王注：

痹,谓疗痹也;泣,谓血行不利;厥,谓足逆冷也。空者,血流之道,大经隧也。案:《少阴篇》之手足厥冷厥热,血脉病也;《厥阴篇》之厥逆厥热,神经病也。盖神经之灵妙,全借血液之滋养,而血脉之运行,亦全由神经之主宰,其证有血脉先病而及神经者,有神经先病而及血脉者)。盖三阴之质体系统,如绳之纠,互相附丽,故其证治多相似也其间浅、深、轻、重、生、死之辨,所宜详审也。

六、厥阴篇

厥阴者,精神系统之术语。脑髓为其中枢,志意是其妙用,至主宰全体知觉运动之机官也(《素·至真要大论》:"厥阴,两阴交尽也。"《阴阳离合论》王注:厥尽也,阴气至此而尽,故曰阴之厥阴。《脉要精微论》:"头者精明之府。"《五藏生成》篇:"诸髓者,皆属于脑。"《灵海论》:"脑为髓海。"《决气》篇:"两神相搏,合而成形,常先身生,是谓精。"《本神》篇:"天之在我者德也,地之在我者气也,德流气薄而生者也。故生之来谓之精,两精相搏谓之神,随神往来者谓之魂,并精而出入者谓之魄。所以任物者谓之心,心有所忆谓之意,意之所存谓之志,因志而存变谓之思,因思而远慕谓之虑,因虑而处物谓之智。五藏主藏精者也。肝藏血,血舍魂;脾藏荣,荣舍意;心藏脉,脉舍神;肺藏气,气含魄;肾藏精,精舍志。"《本藏》篇:"人之血气精神者,所以奉生而周于性命者也。志意者,所以御精神、收魂魄、适寒温、和喜怒者也。志意和,则精神专直,魂魄不散,悔怒不起,五藏不受邪矣。"案:精神,即近世生理学神经系统。志谓神精末端,意谓神经中枢。其在太阳之部者,有骨以为之干,而知觉锐敏,能随意运动;在阳明及少阳部位者,除九窍外,皆知觉迟钝,不能随意运动,名曰自和神经。然在太阳及阳明部分者,有感斯应,在少阳部位者,则常动不息也)。厥阴为阖(精气血液化为脑髓,藏于骨内,居至幽之所,二阴之气至此而尽,志随意使而不妄发,故厥阴为阖),六元之风气主治之(《素·天元纪大论》:"厥阴之上,风气主之。"《六微旨大论》:"厥阴之上,风气治之。"《阴阳应象大论》:"风胜则动。"王注:风胜则庶物皆摇,故为动。《新校正》云:《左传》风淫末疾,即此义也。案:风者,天之号令,由阴阳二气磅礴而生，而人身精神志意之妙用，全借元气之风以为之主。风胜则动，在太阳则为四肢厥逆，即《左传》所谓末疾也；在少阳则为消渴及厥热进退；在阳明则为呕吐下利。《素·阴阳应象大论》："风伤筋，燥胜风。"王注：风胜则筋络拘急，燥为金气故胜木风。案：后世方书以癫、痫、痉、狂、厥逆，一切精神病为风疾者，以此）。凡外感内伤之病失治，而致精神志意不仁者，皆为厥阴病。厥阴与少阳为表里（精神志意之运用，全借血液之滋养，血液之发生运动，由于少阳部位之五藏，故相表里），厥阴实，即是少阳证，少阳虚，即是厥阴证，以其为日已久，邪已深，居二阴之尽，与血脉互相丽故多见阴阳错杂，寒热混淆之证（厥阴厥热之胜复，犹少阳寒热之往来。厥少热多其病当愈，寒多热少其病为进。《素·阳明脉解》篇："厥逆连藏则死，连经则生。"王注：经谓经脉，藏为五神藏，所以连藏则死者，神去故也。盖热发于少阴之血脉，厥由于厥阴之神髓，神经与血脉互相丽，故厥者必发热，前热者后必厥，厥深者热亦深，厥微者热亦微也。其先热后厥者，血脉先病而及神经也；其先厥后热者，神经先病而及血脉也。其热多厥少，厥多热少者，以二阴有偏胜也。厥热相应者，病气均也。生理学谓神经与血脉有密切之关系，故拥塞头部之血管，则大脑之机能立即歇止，以至不省人事。腹部大动脉受压，则下肢麻痹，即失知觉运动之机能。又人每因愤怒，致呼吸闭窒手足厥冷者，乃脑体积血，致循环偶停也）。而仲景以消渴、蛔厥为提纲，立乌梅丸寒热错用，缓治之法也。其病由半表而外发于太阳部位之躯壳四肢者，则为厥逆及发热（陆九芝曰："手足厥逆脉细欲绝者，为厥阴之表证，当归四逆汤即厥阴之表药。"案：篇中当归四逆汤、四逆汤、通脉四逆汤皆治寒厥之方，白虎汤、瓜蒂散、茯苓甘草汤皆治热厥之方）。其病由半表而内发于阳明部位之肠胃者，则为呕吐，及下利（四逆汤、吴茱萸汤为治寒证呕吐之方，小柴胡汤为治热呕之方，干姜黄连黄芩人参汤为治寒热相杂呕吐之方，四逆汤、通脉四逆汤为治寒利之方，白头翁汤、小承气汤为治热利之方，麻黄升麻汤为治寒热杂利之方）。其有热者虑其伤阴，必以法清之；其有寒者虑其伤阳，必以法温之，一如少阴之例也。

（《国医公报》1935 年 6 月、7 月）

伤寒六经的认识

祝味菊[①]

郑邦达　李顺卿　录

今天兄弟应同志的邀请来说几句话，可是我因为俗务的冗烦，时间的关系，在事先一些也没有预备，所以只好随便说一说。

但我们在未说以前，应该先找出一个目标来做谈话的资料，今天所要说的，题目是——"伤寒六经的认识"。

我们为什么不说其他的范围？单把仲景的伤寒六经来说一种认识的方法呢？

诸君要知道，中国医药书籍，上下四五千年中，只有《伤寒》这一部书，才说得上比较可靠，社会一般公认为有价值，有系统，值得我们研究。

因为《伤寒论》中，辨症处方，并不高谈玄理，所以今天特地把他来做一个谈料。

但在本题未讲以前，我们先要知道中国现在一般的社会情形之下，对于医药问题，中西医学在事实上给我们证明，有融汇贯通的必要，不似过去的守旧维新，各存门户之见，而各国对于中国医药，也来注重的研究。因此，中西医学，将共同工作，站一条线上了。

一般人以为中医长于气化，西医长于器质。此种说法，对于中西医学治疗的出发点，根本就没有相当的认识，所以不能成立。

谓中医治病有特效力药者，如对于伤寒一类的病，在中医是绝对有办法。而在一般身为中医的人，自家也觉得治伤寒有把握。若一问及，何以能治此病，则茫然不知所对者，比比皆是。

---

① 祝味菊（1884—1951）：晚年自号"傲霜轩主"，浙江山阴（治今浙江绍兴市）人，主张"发皇古义，融会新知"，为近代中西医汇通派代表人物之一，独创"伤寒五段"和"本体疗法"等思想，临床善用附子，人称"祝附子"，为沪上火神派代表人物之一，著有《伤寒质难》《伤寒新义》《病理发挥》等。

前人谓"伤寒为众方之祖"，秦汉以来之医籍，泰半从此化裁而出。故欲研究中医之根本学术，就非有根本之认识不可。

仲景《伤寒》中所谓六经，即是——太阳经—阳明经—少阳经—太阴经—少阴经—厥阴经——

前人对于六经的认识，大多数以神秘的眼光，演绎出一些空空洞洞的理论，可靠的很少。

以伤寒传足不传手为说者，殆不可通，在仲景亦未言及。不知《伤寒论》中，已有"太阳阳明合病，必自下利"（下利是肠病属手经）及"正阳阳明脾约"（脾约即平太阳小肠病）之文，即此二例，已足证明传足不传手之谬，岂以为病膀胱遂不病小肠、病心脏遂不病肾脏、大便结在胃而不结在肠乎？此说诚不足以认识六经。

以一日太阳，二日阳明，三日少阳……为传经说者，谓外邪逐层传里。此说亦极不合。假使真有寒冷之气，由皮肤肌肉，以迄于脏，必有长时间继续之冷气，或可以由外入里。然伤寒乃自身机能障碍，虽暂恶寒，旋即起反抗而发热，即此可证寒邪逐日传里之谬。

在伤寒一证，西医名为肠窒扶斯[①]，但国医之言伤寒，是广义的，统一切外感杂病而言，其着眼处，全在诱因。西医之言伤寒，乃狭义的，其着眼处，则在病菌。

但观《伤寒》全论中，绝无病菌之字样，亦并未指定某方为杀菌之药。然西医验菌，举世公认。今《伤寒论》中，曾不涉及，则不合科学之头衔，即在打倒之例。

而一般人尚多信仰者，以其对于治疗上，往往得意外之效果，事实胜于雄辩也。

须知中西医对于伤寒之观察，其出发点各有不同。刚才所说，中医是广义的，西医是狭义的。中医注重诱因，西医注重病菌，唯其注重诱因也。苟

---

① 肠窒扶斯：即伤寒（typhoid fever，又称 salmonella typhi），清末时译为肠热症，后受日本影响，音译为肠窒扶斯，又称为湿温伤寒、肠伤寒、伤寒热。它是一种常见的传染病，在世界各地都曾发生，通常起源于食物或饮用水遭到带原者粪便所污染，很快造成大流行。它是由伤寒杆菌造成的急性胃肠道传染病，伤寒杆菌会破坏小肠壁，造成高热及内出血。

治疗得法,足使病菌无发育之可能,亦唯其注重病菌也,则不免遗却诱因,故必至焦头烂额,始谋曲突徙薪之法,孰为根治,不辨自明。

在西医方面治伤寒症,注射血清,增加其抗毒素,而病自已。在国医治病,根据《内经》治疗,以邪正之强弱,测病之进退。故邪盛正衰,则为病进,正强邪弱,则为病愈。

个人根据以上中西医治疗之两种理由,参以数十年之临床经验,于以用作目标为认识伤寒六经之准则,而后知仲景所说六经,原以代表正气盛衰,病变程序,论中所言一是皆以人身抵抗力为准,并不若后人所谓太阳经病如何、少阳经病如何……言之穿凿附会也。

仲景所说太阳病,即是放温机能,始受障碍时所起之抵抗现象,而无太过不及之征候。

观太阳病,脉浮,头项强痛而恶寒。

何以会有此现象?太阳病在人身是何物事?此种问题,从考察方面,得来一点证据,即是因为人身起了感应,在无意之间,受了诱因。何以故?譬如今日天寒,加意慎摄,则不至若何现象。倘在不经意之间,偶开窗户,即于此不知不觉时,起一种感应,极易受诱因之刺激,故《内经》谓"虚邪贼风","邪之所凑,其气必虚",已尽其态。待自身已觉刺激后,则皮肤机能立起障碍,全身末梢神经,起一种反应,刺激中枢神经,故现头项强痛;因蒸发机障碍,体温蓄积,脉营充盛,故脉浮。

太阳病分有汗者,为中风;无汗者,为伤寒。

中医谓风为百病之长,善行而数变。西人谓风是空气流动的产物,富于刺激性。

人身末梢神经受刺激,反射于司温中枢,致皮肤放温机能亢进,生理上起调节作用,汗腺乃增加分泌以放散之,故中风自汗出。

大凡物质寒则收缩,热则弛张。伤寒则皮肤感受而起收缩,放温机能,因之闭止,体温不能放散,致蓄积而成发热之现象,故伤寒无汗。伤寒有体痛之症,中风则否。所以然者,以伤寒发热不出汗,体中老废成分,不能排泄而潴留,末梢神经,乃受其刺激而发生痛感也。放温机能障碍用麻黄汤,使体温放散，此种治法，是因人身生理上固有的自然疗能，一时不能调节，故用药助其调节。

放温机能亢进，用桂枝汤，使汗腺收敛。前人以桂枝为本方主药，鄙意以为不然。因本方原为调节皮肤弛缓，及放温机能太过之剂。方中主药，当是芍药，以本品方有收敛汗腺之效能，桂枝不过用以调节血行，增加心脏力，助芍药以为调节机能之用耳。试观麻黄汤中有桂枝，则增加分泌之力大，可知桂枝非收敛之品，故拟名本方为芍药汤，方觉名副其实。

《伤寒论》中有太阳篇，几占全书大半，盖因篇中兼有阳明、少阳、太阴、少阴各种症候，惟不兼厥阴之症。

至仲景所谓"少阳病"，即是指人身抵抗不及，淋巴还流壅滞，病势机转，介乎表里之候。谓"少阳病口苦，咽干，目眩"者，以经验结果，因全身淋巴与淋巴腺起障碍，故现出胸闷、耳下腺发炎等状态。

何以知是腺体起障碍？如肝即人身腺体之一，肝静脉障碍，则胆汁不能照常尽量分泌，潴留于中，故现口苦之感觉。

淋巴障碍则分泌不调，口涎稀少，而呈干燥之状，故咽干。此咽干当注意，并非口渴，亦非一般人之所谓有热。盖口渴则思饮，干则不思饮，即饮水不亦受，以咽干是淋巴障碍，并非水分缺乏故，不需外水以自救。淋巴障碍，新陈代谢，遂异常度，体温增高，以致神经障碍，目系失养，故觉目眩。

因上列症状，为淋巴还流壅滞之现象，同时在临床上用小柴胡方，对于全身腺体障碍，每多特效（如治某妇甲状腺肿大，势甚危殆，迭用柴胡为主药加减而愈可证），因症药之相合，故认定少阳病，即是淋巴起障碍之变态。

柴胡为治淋巴障碍之主药。方中人参，乃因少阳病之抵抗不及，故用参适以兴奋之（旧说人参补气，其实即兴奋剂）。至半夏一物，粗视之，似与咽干之症不合，以咽干为一般人认为有热者，半夏温化行水燥湿之品，岂宜用此？然细察之余，乃知半夏能助淋巴分泌，反为此症之要药。

本方为少阳病和解之主方，凡太阳病抵抗不及发生种种变态，在少阳病范围以内者，皆得以本方为主治。

至于"阳明病"，即是抵抗有余胃肠充实之候。

仲景说:"阳明之为病,胃家实也。"胃家二家,包括大肠在内,即是代表消化器而言,实即充满之义。

须知前人对于脏腑,因时代关系,不能如现代解剖之详细观察,故每多臆度之词,即仲景亦有"胃中必有燥矢五六枚也"之文。此种误点,吾人正不必为之辨护。盖前人说胃,每括大肠在内,意者以为饮食从胃经过,遂以为矢亦结在胃中矣。

已成功阳明病,即与感冒无关。仲景对于本病,分三条来路。

(1)太阳阳明——脾约。

(2)正阳阳明——胃家实。

(3)少阳阳明——胃中燥烦实,大便难。

中医所谓"脾",以现在学理及经验上观之,皆指小肠官能而言。前人说脾之功用,如《内经》所谓"饮入于胃,游溢精气,上输于脾,脾气散经,上归于肺,通调水道,下输膀胱,水精四布,五经并行",又谓"脾与小肠通",凡此皆小肠之生理作用,细考生理消化官能自知,故谓"脾即小肠"。

脾约者,以阳明病抵抗太过,官能亢进,消耗津液,小肠吸收太过,不能濡润大肠,糟粕停滞,故不大便。

少阳阳明之成功,由于发汗利便,措施失宜,以致津液消失,胃肠干燥,糟粕停滞而不下。

胃家实不由于发汗利便及抵抗太过得来,乃由于疾病初起,或转归经过中,对于饮食,不知节制。往往一般人以善食为佳象,即不思食,亦必勉强进食,以致已经障碍之新陈代谢,复为此陈陈相因之废物阻滞,消化失其当度,而胃家实以成。太阳阳明,是自然转属之症;少阳阳明,是人工造成之症;正阳阳明,是不节饮食,由渐而来之症。

本篇三承气汤的治疗,亦有程序。如便硬而未大实者,用小承气和之已足;屎未燥者,以调胃承气理之已足;必大便燥实,诸症俱备,方可用大承气攻之。故方中用芒硝软坚,用大黄、枳实增进大肠蠕动力,而肠中积屎,及得以次而下。

三阳病略如上说。诸君须知仲景说的三阳病,即是代表抵抗力充足的现象；三阴病，即是代表抵抗力不足的现象。

"太阴病"，即是抵抗力不足，生温低降，水谷失化，小肠吸收官能薄弱，府气不充实之候。

仲景说太阴病："腹满而吐，食不下，自利益甚，时腹自痛。"

阳明病是府实，而太阴病亦认为府实者，以阳明病为大肠实，太阴病即脾家实，亦即小肠实也。何以知为脾家实？以仲景已有"脾家实"自行注释之文。太阴所以成功小肠实者，因水谷不化，停蓄于中，而内部又不需此类成分，生理起反抗作用，自寻去路，故上吐下泄，不能食，即食亦不下也。阳明病是抵抗有余而成府实，太阴病是不能抵抗而成府实。故阳明病多用抑制之药，使其下行，太阴病多用温运之药，以助其抵抗力，而恢复其机转。故仲景温之以四逆辈，下之以桂枝加味等法也。

"少阴病"，即是抵抗力完全衰弱，即心脏衰弱（比不足已进一步）神经疲劳之候。

仲景说少阴病"脉微细，但欲寐"。所以然者，心脏衰弱，血行不充，故脉微细；神经疲劳，则但欲寐。"但欲寐"之"但"字，当注意。但欲寐者，但欲思寐而实则不能寐也。只此一"但"字，已活绘出神经疲劳之现象。

直捷的说，心脏衰弱，神经疲劳，即是少阴病。因心藏之衰弱，各脏器官能，亦随之衰弱，所以本病多见下利，即因各器官衰弱，肠不吸收之故。

因此，吾人认识少阴病，当以"脉微细，但欲寐"为标准，方知白通汤、四逆汤、四逆加猪胆汁、通脉四逆等方，乃为纯粹治少阴本病之的方。他若四逆散、吴茱萸等法，则又和平之剂耳。

因症合方，以方对症，而后对于本篇之三急下症及阿胶鸡子黄症，不能无疑焉。

何以故？少阴病已脉微细，但欲寐矣，温助之尚恐不急，尚可用黄连等苦寒之剂，以促其心藏势力之消灭乎？苦寒之品，尚干大忌，又岂可以大承气等法，以急下之哉？

此二点与本篇大纲，实相矛盾。想由仲景《伤寒》，秦汉以来，或因脱简，或为后人移易，失去庐山真面，此数节或即由《太阳篇》移过来者，亦未可知，此则待诸考古者之求证明而已。

"厥阴病"，即是疾病在过程中，出生入死之候，如其人抵抗力渐回复者生，反之，了无抵抗者死也。

仲景说厥阴病："消渴，气上撞心，心中疼热，饥而不欲食。"

须知本病所以见消渴，即是因抵抗力亢进，需要水分之补充，消耗太多，故状其态曰"消渴"。消渴者，渴而消水也。

消渴即是表现抵抗力有回复之象，同时生温机能，随之增加，血液循环，亦见亢进，故觉气上撞心，心中疼热也。

诸君须知"气上撞心"四字，本不合理，意者古人以经验所及，往往遇此症，每多胸中跳动，无以名之，遂谓之"气上撞心"为形容，初不计其失也。不知此乃心之动象，因水分之增加，抵抗力之回复，而心动力，亦随之而增加也。

仲景于此篇，有"热深厥深"之文，以热象多寡及其有无，以辨生死。如四肢厥冷，寒胜于热，多为不治之候，参考条文自知。如厥少热多，热胜于冷，即为可治之候，故察厥阴病之生死要诀，即在认识其调节机能之回复与否。

但亦有厥多热少，合于仲景条文不治之症。以个人临床经验，亦往往以强壮药助其回复之力，而获得不死者，此固不可一例也。

或以乌梅丸为厥阴主方，遇厥阴病，辄投之再三而不应，反以为经方无效。此等不明症候，不别方义，诚不足怪。

独是乌梅丸乃治吐蛔之方。病不吐蛔，何得妄用？故方中有黄连、黄柏等杀虫之药，而亦有干姜、细辛、附子等温药者，以病在厥阴，须一方面治虫，而一方面仍宜兼顾其本身抵抗力耳，故谓此非治厥阴病正方。所谓正方者，仍是四逆、白通等剂也。

大凡病在三阳，多无死症，病在厥阴，多成死症，皆宜注意分别。

病在三阳，抵抗力俱不衰弱，病在三阴，则抵抗力皆见衰弱，不过别其势力之强弱，而分为六经之名。

如抵抗力相等，即为太阳；抵抗大过，而兼府实，则为阳明；抵抗不及，则为少阳；抵抗不足，而兼府实，则为太阴；不兼府实，则为少阴；以抵抗力之回复，测病之生死，则为厥阴。

以上仅就个人方面，说出一点认识六经的方法。因时间的短促，所以只好拉杂成章，信口雌黄，理之是否，尚希诸君原谅。个人此说，聊作诸君研究《伤寒》者之一助，以盲引盲，知所不免。若去先知觉后，则所未能。

（《光华医药杂志》1936年2月）

《伤寒论》六经

恽铁樵[1]

《伤寒论》第一重要之处为六经，而第一难解之处亦为六经，凡读《伤寒》者无不于此致力，凡注《伤寒》者亦无不于此致力，卒之能得真义者竟无一人。此处不解，全书皆模糊影响，有何医学可言？尝忆某名人之言曰："中国尽许有良医，然断不能以其所学传授于人。"此两语骤视之极费解，然按之事实，确是如此。夫医术果良，自无不可以传授他人之理，必心所能喻不能使人共喻，然后其术不传。若是者非术之精微不可言喻，乃因其学说不能彻底明了故也。学说不能彻底明了，虽能生死肉骨谓之不良也可。若鄙人所研求而得者，可以自喻，可以喻人，无丝毫模糊影响者存于其中，此则差堪自信者，今为之逐层推论如下。

自来注家皆言太阳主一身之表，阳明主一身之里，少阳主半表半里，吾请得申说，其义曰：太阳之为病，常恶寒。恶寒乃皮毛上感觉之事，皮毛是躯体最外层，故太阳主一身之表，此可解者也。阳明病为胃家实，阳明府证，发热神昏谵语，用承气汤下之，得燥矢则热解，谵语亦除。是发热谵语之故，由于燥矢。燥矢在肠胃，阳胃为躯体之里面，是阳明主一身之里亦可解也。

---

[1] 恽铁樵(1878—1935)：江苏武进孟河(今属江苏省常州市)人，擅长内儿科，创办铁樵中医函授学校，致力于理论、临床研究和人才培养，主张西为中用，对中医学术发展有一定影响，著有《群经见智录》《伤寒论研究》《温病明理》《恽铁樵中医函授讲义》等。

少阳主半表半里者，少阳之为病，发寒热，先寒而后热。释之者曰：病邪从里出表，至太阳则恶寒；病邪从表陷里，至阳明则恶热。少阳之外一层为太阳，内一层为阳明，故曰：少阳在半表半里，此犹之可解也。然虽可解，而已有不可解者在。太阳有恶寒之病，太阳亦有发热之病，何以少阳之出表者纯粹恶寒？且皮毛为表，肠胃为里，此半表里之少阳，其在皮毛肠胃之间乎？至于三阴，其说乃不可捉摸。太阴为至阴，故无热可发。厥阴为两阴交尽。少阴为太阳之底面，故太阳之病，有直传少阴者。考之诸家之说，大略相同，大都如此。夫三阳既有表有里有半表里，则三阴当亦有地位可言。太阴为至阴，揆之阳在外阴在内之义。既云至阴，即当居最里之地位。然而厥阴为两阴交尽，既是阴之尽处，似当较太阴所处地位为更里也。少阴为一阴初生，其地位近太阳，似少阴当为三阴之表，少阴为表，厥阴为里，岂太阴为半表里乎？遍考各家均未言也。或又引《内经》"太阳为开，阳明为阖，少阳为枢，太阴为开，厥阴为阖，少阴为枢"之文，准此以谈，为开之太阳为表，则主开之太阴亦当为表；为阖之阳明为里，主阖之厥阴亦当为里；为枢之少阳为阳之半表里，为枢之少阴亦当为阴之半表里。然而各家均无此说，抑又何邪？肾与膀胱相表里，肝与胆相表里，脾与胃相表里，将膀胱之足太阳为表，肾之足少阴亦为表，胆之足少阳为半表里，肝之足厥阴亦为半表里，胃之足阳明为里，脾之足太阴亦为里乎？揆情度理，似乎此说为近似，然而各家均无明确之表示，何以于三阳则言之凿凿，于三阴则绝口不谈？揭开假面具言之，各家虽甚致力于六经，名家于六经之三阴均未能彻底明了也。朱子有云："吾读书未尽一页，不敢读第二页，未尽一卷，不敢读第二卷。"所谓"尽"者，谓能尽行明了其意义也。今各家于六经之三阴既未能明了，何有于以后种种，而如喻嘉言者流，方且大放厥词，连篇累牍，刺刺不能休，是亦不可以已乎？吾近得束国喜，多村民所辑《伤寒疏义》，其序文中有一节，言六经极明白了当，为我国注家所未能言者，兹录之如下，亦他山之助也。

喜多村之言：日本经无六经字面，所谓三阴三阳，不过假以标表里寒热虚实之义，固非藏府经络相配之谓也。此义讨究本经而昭然自彰，前注动辄彼是纽合，大与《经》旨背而驰矣。此编（指《伤寒疏义》）六病诸论，所以不敢袭前人也。本论所谓三阴三阳，所以标病位也，阳刚阴柔，阳动阴静，阳热阴寒，阳实阴虚，是即常理。凡病属阳、属热、属实者，谓之三阳；属阴、属寒、属虚者，谓之三阴。细而析之，则邪在表而热实者，太阳也；邪在半表里而热实者，少阳也；邪入胃而热实者，阳明也；又邪在表而虚寒者，少阴也；邪在半表里而虚寒者，厥阴也；邪入胃而虚寒者，太阴也。惟表热甚则里亦热，故里虽乃（义同"始"）热，而病未入胃，尚属之太阳。表寒甚则里亦寒，故里虽乃寒，而病未入胃，尚属之少阴。少阳与厥阴共，病羁留于半表半里间之名也。阳明与太阴共，邪犯胃之称也。故不论表里寒热，病总入胃中者，谓之阳明与太阴。盖六病之次，阳则太阳、少阳、阳明，阴则少阴、厥阴、太阴，但阳则动而相传，阴则静而不传。然其传变则太阳与少阴为表里，少阳与厥阴为表里，阳明与太阴为表里，是以太阳虚则是少阴，少阴实则是太阳，少阳虚则是厥阴，厥阴实则是少阳，阳明虚则是太阴，太阴实则是阳明，是乃病传变化之定理，三阴三阳之大略也。本文（指《伤寒论》）三阳三阴次序，原于《内经·热论》，非敢有错，盖义不得不然，惟至论病之传变，则固不得拘编次之先后也。前辈此义不晰，使人于暗中摸影不亦疏也哉。

章太炎先生评：大著引喜多村说，谓太阳虚即是少阴，少阴实即是太阳，少阳虚即是厥阴，厥阴实即是少阳，阳明虚即是太阴，太阴实即是阳明。此义柯氏已发之，柯以太阳为心，由今验之。太阳病在营卫，营即血脉，内属于心，是为心之表。而少阴则正是心脏，太阳虚，血脉不能抗客邪，则直薄于心，病见跻臂，为手足厥矣。若心脏本实，则客邪只能至周身血脉，而不能直薄于心，是以太阳病唯见表面发热也。柯又谓胃家不实，即太阴病，亦与喜多村同义。唯少阳厥阴，柯氏未论。盖少阳病多指三焦，少指胆府，而厥阴则多指肝脏，少指心主，有不能互推之理。然厥阴病心中疼热，则病自在膈中，即膻中厥阴部也，亦与三焦相应，唯三焦虚，津液不布，故厥阴病必为消渴，与所谓少阳虚，即是厥阴者甚合。

按喜多村所言，实有至理。我辈于六经不了了，在最初时尚耿耿于心，稍久渐渐淡忘，及为人治病稍久，则不复措意。岂但不措意，亦竟妄其所以，自以为了解，偶值后辈问难，方且多为遁辞曲说，卒至人我皆坠五里雾中，此即所谓良医不能以其卫授人也。此中情形，不可谓非自欺欺人，头脑颠顶，几乎不可思议。试问从成无己、庞安常，以至雍干间诸注家，谁能逃暗中摸影之诮者哉？

喜多村之言，可谓深切着明。然古人创此学说，究何所根据？古人已知人身有脏腑，何以不言脏腑？而言六经，六经之在人身，究在何处？可以明白为之界说乎？此皆医家所当切实研究，而不容小有含糊者也。前于拙著《医学群经见智录》已略言《内经》五行之理，兹复申言吾意，以解释《伤寒》六经。若以吾左方所言，与《见智录》所言互相参证，更合之喜多村之说，则临诊时可以胸中了了，指下无疑。今问六经何自来乎？曰来从六气。六气何自来乎？曰来从四时。四时有温凉寒暑，万物以生长收藏。人处四时之中，每一时期有一时期特殊之感觉，春夏和煦，秋冬凛冽，此其常也，反常则病。六气曰"风、寒、暑、湿、燥、火"，风非空气动之风，寒非直觉之寒，火非燃烧物质之火。《内经》曰："风胜则动，寒胜则痛，暑胜则浮，燥胜则干，湿胜则濡泻。"风寒燥湿乃气候之名词，动痛濡泻乃人体所标着，此必天人相合而后见者。故问六气为何物，则径直答曰：六气者，人体感气候之变化而着之病状，六经之三阳三阴，非与脏腑配合之谓也。谓太阳是膀胱，少阳是胆，厥阴是肝，无有是处。肾与膀胱相表里，太阳可直传少阴。肝与胆相表里，少阳何以不直传厥阴？脾与胃相表里，阳明何以不直传太阴？仲景辨太阳之病，项背强痛，或恶寒或恶风，少阳寒热往来，少阴蜷卧但欲寐，与肾膀胱与胆何与，故问六经为何物，则径直答曰：六经者就人体所若之病状为之界说者也。是故病然后有六经可言，不病直无其物，执不病之躯体，而指某处是太阳，某处是阳明，则不可得而指名，在则何解于吐枢之经络，曰经络云者，亦病而后有者也。《内经》言阴阳是有其物也，岐伯曰：阴阳者，数之可千，推之可万，而循环回转，道在于一。以无为恬澹，纯任自然为养生之极则（说详《见智录》），是不病之先并无阴阳之明证也。阴阳且无有，更何有于经络。《灵枢·经脉》以病状言之，可以得其仿佛，以解剖图案比对，转无一相合者，例如阳明病，有鼻孔干、眼眶酸楚、头痛、牙龈肿痛、发颐、绕脐作痛诸证，《灵枢·经脉》篇则云：足阳明之脉起于鼻之交频中（所以鼻孔干），旁纳太阳之脉(足太阳脉起于目内眦,所以眼眶酸楚),下循鼻外,上入齿中,循颊车(所以牙龈肿痛发颐),上耳前,过客主人,循发际,至额颅(所以头痛),其直者从缺盆下乳内廉,下挟脐(所以绕脐作痛)。其他各经类此者正多,惟仅就伤寒言之,不过十之四五合者,其余十之五六,皆非伤寒所能见者。以今日解剖之动静脉证之,乃无一不合,则经络之为物亦等于伤寒六经,必病而后见甚明显也。

《灵枢·经别》篇云:手阳明之正,下走大肠,属于肺。手太阴之正,入走肺,散之大肠。此所谓肺与大肠相表里也。证之实地解剖,肺与心有密切关系(参观三卷心房造血节),似可云"心肺互相表里"。又血中废料,在肺中由别道输入小肠,排泄于体外,即让一步说,亦当云"肺与小肠相表里",似大肠决无与肺相表里之关系。然《伤寒论》之葛根汤,有可异者,头痛,项强,恶风几几,此为太阳病,亦躯体外面皮毛上事。太阳阳明两经合病,则自利,自利乃大肠病。太阳主皮毛,亦曰肺主皮毛。太阳与阳明合病,而见大肠之自利,正与阳明之正,下走大肠属于肺,及太阴之正,走肺散之大肠之父合。然自病证言之,一为恶寒,一为下利,是绝不相蒙之两种病证,而仲景则以一个葛根汤,一味不易,治此两种不同之病,而皆有效。然则自功效言之,岂非肺与大肠相表里,有的确之证据乎?又近顷针科,针虎口治牙痛极效。按:虎口,《灵枢》谓之合谷,《经脉》篇云:"手阳明之脉起于大指、次指之端,循指上廉出合谷、两骨之间,其文者,从缺盆上颈,贯颊入下齿中。"牙痛有虚有实,刺法有补有泻。寻常风热牙痛,尽人知为阳明经病。刺虎口是有疏泻意,刺之而效,是《灵枢》所言正确不误也。然自今日生理言之,动静脉皆出于心,纤维神经皆出于脊,其血管之细者,四肢百体无乎不达,究何所见而知虎口与牙龈有特别关系?皮毛与大肠有相通所在,凡事皆有其理,以今日解剖之精,所不能见,不能知者,而谓我国四千年前之人已知之见之,万无此理。虽《灵枢·经水》篇,有"其死可解剖而视之"之语,须知此语不可为剖。我国风气,认脔割尸体为道德上干禁之事,以故脏腑部位亦模糊影响,致后来有王清任《医林改错》之饶舌。凡此皆不容掩饰者,以事实言之,脏腑部位尚未清楚,以功效言之,其神妙乃至不可思议,是诚千古之大谜。此层不得其解,虽欲研究将何从着手，关系为绝大也。

偶阅《医剩》，东医栎荫拙者著有古代解剖数则，兹录其略，以推测《灵枢》所谓解剖。其一云："赵与时宾退录，广西戮欧希范及其党，凡二日，剖五十六腹，宜州推官虑简皆详视之，为图以传世。"其二云："王莽诛翟义之党，使太医尚方与巧屠共刳剖之，量度五藏，以竹筳导脉，知其所终始，云可以治病，其图今不传。"其三云："晁公武郡斋读书志，载《存真图》一卷，皇朝杨介编。崇宁间，泗洲刑贼于市，郡守李夷行遣医并画工往视，抉膜摘膏，曲折图之。"其四云："闻见后录，载无为军医，张济能解人而视其经络，值岁饥，人相食，凡解一百七十人，以行针无不立验。"

以上凡四事，皆在王清任《医林改错》之前，而王莽一条最古。《素问》文字，就鄙见言之，有太古相传之文，有周秦人语，有汉人语，说见拙著《见智录》。《灵枢》后出，识者疑与《素》文字不类，谓是王冰所辑。今假定《素问》成书于西汉，则《灵枢》成书至少当在新莽之后。《素问》不言解剖，《灵枢》忽言解剖，又不言若何解剖，其即屠刳以竹筳导脉之类似事乎！夫王莽之所为，就道德言之，与《尚书》所言断朝涉之胫相去几何，其事不为清议所容，其图不传宜也。就医学言之，其所为虽粗，可谓医家实地解剖之始祖，其图不传，甚又惜也。精研医学之人，因其不为清议所容，不敢冒言，复因其不传可惜，因托言古代曾有其事，因此之故，仅有单词只句之解剖字样，见于《灵枢》，未可知也。今之医家，往往冥想，以为古代必有神秘之解剖学，惜其书不传，遂令西人专美。此种思想，良足自误。须知古学虽不传，必有迹象散见于古书之中，今从周秦诸子中，颇能觅得与《素问》类似之文字（例如《脉要精微》篇云："阴盛则梦涉大水恐惧，阳盛则梦大火燔灼，阴阳俱盛，则梦相杀毁伤，上盛则梦飞，下盛则梦堕，其饱则梦与，甚饥则梦取。"《列子·穆王》篇："阴气壮则梦涉大水而恐惧，阳气壮则梦涉大火而火燔，阴阳俱盛，则梦生杀，甚饱则梦与，甚饥则梦取。"此决非偶然相同，吾疑《列子》引用《素问》。又《左传》秦和之言，亦与《素问》尽合，当亦是引用《素问》。此外如《春秋繁露》"阴阳之动，使人足病喉痹"，与《素问·阴阳别论》"一阴一阳结，谓之喉痹"固。《吕氏春秋·尽数》篇云："精气之来也,因其轻而扬之,因走而行之,因美而良之",与《素问·阴阳应象大论》"因其轻而扬之"三句亦同。其类此者,苟再为搜索,常不止此数条),而独不能觅得解剖之影响,即此可推断《素问》之为书,至少有若干成分是周秦人手笔,同时更可推得解剖之学,古时必无其事。是故《灵素商兑》根据《灵枢》解剖一语,证明古代解剖之粗,鄙人则以为此正余君云岫未之深思之故。须知根据《素问》《伤寒论》之学理,其精妙之处,直能迈越今日西国解剖学与显微镜所不能到之处,而其粗陋处,乃至不知脏腑之部位,不明体工之作用,岂有如此不合理之解剖学乎?

知识有两大支干,曰心之研究,曰物之研究。凡声光电化,皆物之研究;哲学论理,皆心之研究;若神学则在宗教范围之内。我国向来无物的知识,各种学术皆偏于心的知识,又皆含有宗教气味,与西国惟心学说既微有不同,与彼邦宗教更性质迥异,此即近人所谓"玄学"。至就体功言之,西人之解剖学、微菌学、生理学皆属物的研究,惟心思之作用,不可解剖。故心理学之蹊径迥别,其方法专从试验动作感觉,以测心之能力。我国医籍亦讲体功各种物的知识,皆非所有,若《素问》所言,仍是玄学本色,惟其言病理之一部分,与《灵枢》之言经络、穴道、骨脉等篇,则别开生面,既非物的研究,亦无玄学气味,其方法与西国心理学极相似。不过心理学所推测者,为心的动作与能力,而我国之言病理,实为躯体自然之反应与其径路。质言之,《灵枢》者,古人以治心理学之方法,研究人类躯体所得之成绩也,躯体物质也。痛苦愉快,物质所发生之势力也。今之西医学从物质研求以明势力者也,《灵枢》《素问》从势力研求以推测物质者也。《灵枢》后出,其书真否,不可知,要非全出后人假托。假使此书果与《素问》同为古籍,其中所言,当已经数千百年之经验,其经络气穴,乃从种种病状测验所得者。但古文太简,谬刺之法早已失传,今日针科一二种有成效方法,不过一鳞一爪。后人不解,以为此书无从研究,其实苟知其方法,与西人治心理学相同,未尝无法整理,使成一种专科。若《伤寒论》之六经,所言甚简,若知其为病后之界说,尤属易解,不必多为曲说,使人堕五里雾中也。

(《国医文献》1936 年春季)

论 厥 阴 病

章太炎

柯氏《论翼》云：太阴提纲，是内伤寒，不是外感；厥阴提纲，是温病而非伤寒。夫相火寄甲乙之间，故肝胆为发温之原；肠胃为市，故阳明为成温之薮。其厥阴伤寒表证，手足厥寒，脉细欲绝，而当归四逆汤不用姜附者，以相火寄于肝经；虽寒而藏不寒，故先厥者后必发热；手足愈冷，肝胆愈热，故厥深热亦深，所以不得妄投姜、附以遗患也。

以上综述柯说。

案：本论《厥阴篇》中，以标"伤寒"者二十余事，然厥热有多少之殊，方剂有温凉之异，则知所谓伤寒者，乃是广义，或为真伤寒，或为温热，视脉证而定也。当归四逆汤证，则伤寒也。方中取桂枝汤而去生姜倍大枣，又加细辛。细辛辛温，乃甚于生姜，斯何取焉？论曰：厥者，阴阳气不相顺接，便为厥也。人身血脉，自大动脉出，自大静脉入。心为之枢，势如转规。独腹部静脉有门脉者，纳脾胃大小肠动脉之血，以转输于大静脉，而门脉大静脉间，中隔肝藏，势非直达。故《素问》说厥阴曰"两阴交尽"，曰"阴之绝阳"，以是厥阴为病，则阴阳气不相承接尤易。细辛径通上下，与生姜横散者，功用大殊，故与当归同任，为顺接两脉设也。至内有久寒者，仍加生姜、茱萸以温之。然终不用附子者，肝居静脉绝续之交，职在藏血，非若心主百脉，用在弹血者，无取附子以鼓舞之也。要此尚属伤寒，故以温通为主。若厥阴温病致厥者，则必以白虎汤治之（本论白虎证仍在伤寒条下，所谓伤寒广义）。由今验之，厥阴温病最多，而不得如少阴急下也（本论云：下之利不止）；伤寒时有之，亦不得如少阴急温也（《厥阴篇》有用四逆汤者，二证皆大汗大利厥逆者也。此二条不标"伤寒"，恐是霍乱之类，与常病不同）。观其处方，去甚去奢，少阳之取和解而已。前世医师，见热厥而用四逆汤，此误近人渐知之。近世医师，又误以厥、痉同言，至用至宝丹、紫雪丹以治厥，亦无有不毙者。

厥为手足逆冷,痉则手足瘛疭,其候易辨,不知近人何以混之。医之乱法,乃至是乎!

（《苏州国医杂志》1936年夏季）

对于伤寒六经的二个识见

张照鳞

《伤寒论》立"六经"之名,以划分各病之所属,其界限之严,不容涵混,范围之广,包罗万病,非独区区一伤寒,可以擅其专称也。余无所悟之,悟于其提纲挈领。不言伤寒,先举病状,不举名称,而曰"之为",其"之为"二字之意义,大有凡发现此病状,不问其为何病,即知其属斯经。本乎病状,按经分治,依病兼象,断其病名,层层节制,丝毫不紊,可谓立法在前,示人以津梁,垂训谆谆,予世以圭臬也。

但阳春白雪,和者弥寡,非曲之高也,乃后世学者,或幽于学识,或拘于时尚,使大好光明之医法,不能照耀于二十世纪之前,亦犹闭关时代,视中国为天下者,同一例也。故"六经"之真义,由显而晦者,无类二千年,中间虽经成无己等百数十人之注释,要亦扣盘扪烛之余谈耳。

夫"六经"者,非伤寒之"六经"也,乃万病之所同然者也。观其"六经"之首段,可以知之。其辨太阳病脉证,曰"太阳'之为'病,脉浮,头项强痛,而恶寒",故凡有斯症之征象,不论其为何病,可以断定病太阳也。若兼发热、汗出、恶风、脉缓,吾知其为中风。若兼或已发热,或未发热,恶寒体痛,呕逆、脉阴阳俱紧,吾知其为伤寒。若兼发热而渴、不恶寒,吾知其为温病。仲师之言,昭若观火,未尝以太阳专隶于伤寒也。其辨阳明病脉证,曰"阳明'之为'病,胃家实也",故凡有斯征象,不论其属何症,可以断定病在阳明也。若兼口舌咽干、腹满微喘、发热、恶寒、脉浮而紧,吾知其为中风也。若兼不能食、小便不利、手足濈然汗出,吾知其为中寒也。此亦未尝以阳明专隶于伤寒也。其辨少阳病脉证,曰"少阳'之为'病,口苦,咽干,目眩也",凡有斯征象,不论其属何声,可以断定病在少阳也。若兼两耳无所闻、目赤、胸中满而烦者,吾知其为中风也。此亦未尝以少阳专隶于伤寒也。三阳如斯,三阴固亦不能例外,故凡风寒杂病,何一能出六经范围?经言彰彰,可资证明,观其"之为"二字之意义,可以知之矣。

再六经者,非伤"寒"之六经也,特代表表里、寒热、虚实之六经也。故不论何病,凡现有表里、寒热、虚实之征象,皆不能例外于六经。盖六经之中,三阳所现为阳病,三阴所现皆阴病。阳为热,故三阳皆热病;阴属寒,故三阴皆寒病。阳属有余,故三阳皆病实;阴属不足,故三阴皆病虚。太阳为表中之表,故太阳之表,为热为实;阳明为表中之里,故阳明之里,为热为实;少阳为表中之半表半里,为热为实。此三阳之大概也。少阴为里中之表,为寒为虚;太阴为里中之里,有寒为虚;厥阴为里中之半表半里,为寒为虚。此三阴之大概也。由此观之,仲师立"六经"之名,而不指出为手为足,混统下去,其为代表表里、寒热、虚实之名词,允无疑义。

按上二条,由前观之,"六经"为万病鉴别之归纳法。由后观之"六经"为代表六因之代名词,以之演绎病状,归纳病理,如挈竿持端,理丝得绪,头头是道,条理不紊,立法之明,无有加于此者。

今之醉心欧化者,往往诋为荒渺玄空。所谓未升其堂,未入其室,多见其不知量者,良有以也。

(《医学杂志》1937 年 2 月)

六 经 病 诠 义

严志清

六经(太阳、少阳、阳明、太阴、少阴、厥阴)名辞,始见《内》《难》,迨汉医哲仲景乃以之辑为百病总纲,时病金科,定名曰《伤寒论》。直至今日,吾中医界莫不奉为圭臬,无敢非议。然近受科学影响,倡议废除者大有人在。考仲景虽生古代,却有科学精神,其集前圣之大成,本自身之经验、逻辑是部

《伤寒论》(六经病)，确具切实经验，而其妙精在实际之症状与方药，不在空泛之理论。惜乎彼时环境，皆为玄学所弥漫，故其立论，尚无精确之理论以阐明。具体为之，六经之名，以三阳三阴为目，其假设之意义，在疾病之起必有六等之差。盖邪风病毒之侵入，因各人禀赋体质有异，病毒所在而发现症状病灶之不同也。

夫三阳者，太阳、少阳、阳明；三阴者，太阴、少阴、厥阴。大抵其曰阳者，病有发热恶寒之见证，机能亢进之病；阴者则少热多寒之见证，机能衰减之病。而"太、少、明、厥"诸种命名，均指病情盛衰含有病毒弛张延递之意义。拙以六经各病，试以现代科学术语申释其义。

(一) 太阳经病

太阳之义，太者甚也，阳者热也，阳气盛于表位，谓之"太阳"。本经病实为寒气刺激皮肤，致毛窍闭塞，血管收束，体温不得放散，废物不得排泄，扰害各处，乃生种种病变症状，最显著者，为头痛身疼（废物扰害神经）恶寒发热证（体温郁集肌表）。本经治法，以汗解为主。盖汗解可以放散体温，排泄废物。方治如麻黄汤（麻黄、桂枝、杏仁、甘草）之治肌腠紧密（无汗）之体质，桂枝汤（桂枝、生姜、甘草、芍药、大枣）之治肌腠疏弛（有汗）之体质，大青龙汤（麻黄、桂枝、杏仁、甘草、石膏、姜、枣）之治因无汗而起充血之体质。

(二) 少阳经病

少阳之义，少者微也，阳气不能畅达于表，又不能专盛于里，其病毒逡巡在表里之间，谓之"少阳"。本经病实为毛窍闭塞，排泄功用失常，致体温与废物蕴蓄于内，酿生毒素，成为"自家中毒"症。此毒破坏何处，即成何证，最显著者，为淋巴、胃、脑之蒙受其害。淋巴蒙害故胸胁苦闷；侵及胃脏故发呕吐，胆汁上泛故觉口苦；其毒侵及脑筋故觉头眩耳聋，中枢神经受困，失其调节体温本能，故时寒时热，成"寒热往来"证。本经病灶因侧重淋巴、胃、脑，故不需发汗之汗法与攻里之下法。宜取和缓神经而兼疏淋巴之柴胡，协同黄芩、半夏、人参、姜、枣，以妄胃镇呕，振作抗毒作用。如病毒侵入胃肠，致心下急郁微烦者为大柴胡汤（小柴胡加大黄、枳实、芍药）以轻减胃肠病毒症。

（三）阳明经病

阳明之义，阳实也。本经病系废物酿生毒素，侵害消化器之肠胃症。盖吾人生理作用表里息息相通，肌表闭塞，必致废物酿成毒素侵害肠胃，肠胃既被侵害，则其消化排泄作用必然消失，毒素之产生于是更多，各脏之发炎，因而益甚。如谵妄撮空，系脑炎增剧；便闭中脘烦闷，系肠胃膜炎增剧；壮热口渴系热势蒸发耗液增剧。本病系肠胃部内脏之炎症，故治法以泻下缓减其炎症为一贯疗法，白虎汤、三承气（大承气、小承气、调胃承气）为对症方药。白虎汤（石膏、粳米、甘草、知母）为甘寒生津缓和炎症之主方，凡阳明经病之壮热口渴，肠胃部并不结实者宜之。三承气为攻下胃肠燥结缓减内脏炎症之主方，大承气（大黄、芒硝、枳实、厚朴）取其推荡陈腐之狂峻者，调胃承气（大黄、芒硝、甘草）和小承气（厚朴、枳实、大黄）则较缓和。

（四）太阴经病

太阴之义，太者甚也，阴者寒也，寒邪盛于里者，谓之"太阴"。本经病实为肠胃部虚寒症。成此症者，大抵其人平素肠胃衰弱，偶感寒邪，影响消化作用（胃肠虚寒之泄泻症），或肠胃本强，因误食生冷，致肠胃为寒气和积滞物刺激而生病变（邪滞互攻之痢疾症）。本经病之见症，为腹满自利（寒气滑利肠粘黏），时腹自痛（食物发酵刺激胃肠壁膜）。治法以温化健运，兴奋胃肠机能为鹄的。理中汤（人参、白术、甘草、干姜）、四逆汤（干姜、附子、甘草）、桂枝加芍药汤、建中汤（桂枝、生姜、甘草、大枣、饴糖）均为兴奋胃肠机能，治太阴腹满自利之肠胃虚寒症。（泄泻）桂枝加大黄汤则为对肠胃本强，因误食生冷，致肠胃为寒气和积滞物刺激而生病变之腹痛痢下之邪滞互攻症（痢疾）。

（五）少阴经病

少阴之义，少者微也，阴气呈病之谓。本经病实为心脏衰弱全身悉呈萎靡之症。《伤寒论·少阴篇》云："少阴之为病，脉微但欲寐。"脉微为心脏衰弱、血管贫血之证，但欲寐为脑筋贫血精神萎靡之证，其他如肢冷（体温衰减）与蜷卧（阳气低降，阴气作祟，热则弛张，寒则收缩），本症每多见之。本经之为病，大抵系病期延久，体力耗散之故。治法当强心营养为要。通脉四逆汤（干姜、甘草、附子）、真武汤（附子、生姜、白术、茯苓、白芍）及阿胶鸡子黄汤强心激脑,兴奋神经,滋补营养也。西医对本症以樟脑水注射及葡萄糖液注射,盖也强心营养之意。

(六) 厥阴经病

《伤寒论·厥阴篇》云:"厥阴之为病,消渴,气上冲心,心中疼热,饥而不欲食,食则吐蛔,下之利不止。"观乎本经病旧说,以之为风木肝脏为病,实则并不尽然,而《伤寒论》于本经病所列各条文,在实例上甚难有发明。吾人细考所云各症,似为神经性胃病,或肠胃寄生虫累及神经之病,大抵近之,其所云"气上撞心,心中疼热,饥不能食",可谓系神经性之胃症状。本症以乌梅丸为对症有效药,盖此丸中黄连、黄柏、当归,既可消炎,又能健胃;乌梅、椒目、生姜,既能健胃,又可杀虫;桂、附、人参、细辛,皆可强心激脑,兴奋衰弱之神经也。

(《国医导报》1940 年 1 月)

《伤寒论》六经提纲新解

余无言[①]

(编者按)余无言先生,为近来提倡中医改进之健者,其主张在改造中医,树立中国本位之真正医学,使之发扬于海外。昔之《广济医刊》《卫生报》《世界医报》《医界春秋》《中国医药》《苏州国医杂志》等,时有其言论及著作。历充上海中国医学院、中国医学专修馆、苏州国医研究院暨国医学校教授及讲师,现任上海中医专科学校教务主任,兼伤寒学及外科学教授,颇得一般新青年之拥戴。近复贾其余勇,编一图表注释《伤寒论》新义,六经皆冠以新图,每类均殿以详表,为读《伤寒》者省却不少工夫,现已由中华书局出版,硬面洋装,定价低廉,特为介绍。

---

① 余无言(1900—1963):江苏阜宁人,先后在上海中国医学院等任教并临床,中华人民共和国成立后至卫生部中医研究院、北京中医学院任职,临床以伤寒、温病为长,著有《伤寒论新义》《金匮要略新义》《实用混合外科学》《翼经经验录》等。

一、太阳病提纲（头项背脊病）

太阳之为病，脉浮，头项强痛，而恶寒。

余无言曰：此太阳头项背脊病之提纲也。今以太阳专指头项背脊，何哉？盖昔人谓太阴主一身之表，其言似是而实非，因病者有全身证状之恶寒发热而云然。且病者无不头痛，中医旧说，谓头为诸阳之会，故指头痛恶寒发热之表证，为太阳病也。不知全身证状之恶寒发热，乃风寒初中人体之表，体温及血液，起而自卫，拒邪不纳之表现也。而究其受病之根源，确在头项背脊，如云"头痛，头项强痛，项背强，几几"等，皆是脑脊一系受风寒侵袭之微也。至经文云"啬啬恶寒，淅淅恶风，翕翕发热"，虽为全身感觉，然当恶风恶寒发热之始，其啬啬淅淅翕翕之初兆，必先自颈头背脊，呈电击性忽然而来也。世俗有神仙但怕脑后风之说，此语不为无因，想受病时，必自脑项始也。不然，何以第二十三条之表证，服桂枝汤不解者，而必欲刺风池、风府耶？其间蛛丝马迹，不可无寻。故恶寒发热虽为全身证状，然不能独认此种证状，可代表全身之表病，当求其根源之所在，乃可得其纲领。夫如是，则太阳病者，即头项背脊病是已。

西医谓外感之证状，约有三类：① 为神经系性，如头痛、项强、脊痛、荐骨痛、眼痛、四肢痛等是。② 为呼吸系性，如鼻卡他、喉头卡他，即气管支卡他是。③ 为消化系性，如呕吐、泄泻、腹痛、腹胀、食欲缺乏等是。执是以观，则西医之所谓神经系性证状者，实为脑脊一系之病状，即中医之所谓太阳病者，是也。考头项背脊，以神经系统及骨骼系统、筋肉系统言之，均有密切之关系。脑髓在头盖之内，神经之根，即倒置于此，其在人身，犹倒置之小树然，主一身之知觉，自后脑起，延枕骨大孔，贯项后之颈椎，而下脊椎，又由颈后背上两侧，分两枝于上肢，由臀下尾间，分两枝于下肢，沿背脊者，则分披如马鬃，在四肢者，则分散如尘尾，颈椎脊椎之外，则为形状不一之肌肉，附着其上，肌肉之中，则血管布焉，肌肉之外，则皮肤被焉，此其大概也。故《金鉴·外科心法》亦曰："吾人身体，计有五层，皮、脉、肉、筋、骨也。"惟未言及神经，此时代关系，不足为病，然亦可以互相印证矣。

风寒外来之邪,既侵袭人体,则神经立有知觉,而命令各部组织,同时起而自卫,于是证状发生矣。如恶寒,乃外来寒邪,欲由皮肤入内,使体内气血流行,发生障碍,故患者恶之。脉浮,乃体内气血,觉有外邪欲入,立即奔凑于外,以作自然之抵抗也。头项强痛,乃头项之神经及筋骨,皆为邪所中,而同时该处血管,呈充血作用也。他如桂枝汤证条下之发热、自汗、恶寒、恶风等证,麻黄汤证条下之发热、无汗、身疼、腰痛、骨节疼痛等证,皆躯壳中皮、脉、肉、筋、骨五层,无不受其侵袭之确微。故凡现有以上诸证者,皆统称之曰太阳病。至近人以"风中肌腠,寒伤皮毛"立说,又以"太阳"两字,专指皮肤与肌腠,反不言及头项背脊,则见既不广,说亦难通矣。

再以中医旧说言之,曰"头为诸阳之会",曰"背为阳",曰"表为阳",由经亦曰"太阳之脉,上连风府,上头项,挟脊抵腰,至足,循身之背是也",则太阳之病,明明指为头项背脊病矣,而太阳之证状,亦明示吾人。曰"头痛",曰"头项强痛",曰"项背强几几",更足为证,奈何世人不知此理,而各作别解者何耶?

二、阳明病提纲(胃肠系统病)

阳明之为病,胃家实也。

余无言曰:此阳明胃肠病之提纲也。阳明是中医书中之术语,指胃肠一系言之,即消化系统是也。然胃肠必须有相当热力,乃能消化。热力不足,则消化失职矣。此种热力,必如阳光之烈烈,火光之熊熊,乃克有济,故曰阳明。今将肠胃一系,以及与消化直接及间接有关之诸脏器,合并言之,俾于新旧学说,两相印证焉。

胃居腹中,上有食道,通于口腔,下通小肠。小肠之上端,近胃之下口处,名十二指肠。小肠全体,则屈曲回环,盘叠于腹内,下端与盲肠通。盲肠为大肠之起始部。大肠之全部,则作一缺环形,由起始部,经腹右侧上行,折而横行,经胃底至腹左侧,又折而下行,至骨盘腔内,作S状,而达直肠,至肛门为止。胃与小肠黏膜,均富于分泌黏液,以为消化之用。至大肠之分泌黏液,仅供渣滓之传导而已。至胃之消化,直接有赖于脾脏之助。盖脾于胃消化时,则立起收缩作用,将其体内之血液,经纲于胃底之血管,尽量输注于胃底,一方再取给于心脏,宛如有橡皮球之汲筒然,此通于胃底之血管,即《内经》所谓脾之大络是也。胃得脾血之输注,则胃中热力增加,分泌旺盛,腐熟之功愈大,此热力即中医所谓胃阳是也。小肠之消化,直接有赖于胆汁及膵液。但由肝脏制造,而贮于胆囊者,膵液由本体之分泌,及脾脏之导管,输来津液,而共同制成者。胆与膵之两管,均通于十二指肠,而下入于小肠,是胃肠之消化,除本身自动分泌外,直接有取于胆膵,间接仍取之于肝脾两脏者也。其生理上之情况,大概如是,而经文只曰:"胃家者何?"盖系指消化管全部而言,如言张家李家者是,非指一人也。盖消化系为一长形之管,胃部独膨大如囊,故特举胃以概其余。至谓"胃家实"之"实"字,约有二义,食物滞积而实者,实也,表热传里而实者,亦实也。食滞而实者,是为承气汤证;热入而实者,是为白虎汤证。故承气白虎,均为阳明症正治之方也。

至阳明病之来路,约有二道,一由食道而来,一由交感神经而来。盖食道在颈部之中,前为气管,后为颈椎,病在太阳,将欲传里。邪热即可由颈椎而波及食道,传至胃府,再传至肠,此其一。脊椎有许多交感神经,沿背脊分为若干枝,直达胸腹内各脏各腑,网于脏腑之上,而使其有知觉,有运动,而通于胃府之一枝独多,因胃体甚大也。邪热即能由背脊,循交感神经,直达胃体,此其二。不独太阳传阳明者如是,即太阳伤寒之系于太阴脾者,亦莫不如是也,读者不可不知。

柯韵伯曰:食入,则胃实而肠虚;食下,则肠实而胃虚。若但实不虚,斯为阳明之病根矣。胃实不是阳明病,而阳明之为病,悉从胃实上得来,故以胃家实,为阳明病之总纲也。然致实之由,最宜详审,有实于未病之前者,有实于既病之后者,有风寒外束,热不得越而实者,有妄汗吐下,重亡津液而实者,有从本经热甚而实者,有从他经转属而实者,此但举其病根在实,示人以识证之方焉。

三、少阳病提纲(胸肋膈膜病)

少阳之为病,往来寒热,胸肋苦满,口苦,咽干,目眩也("往来寒热,胸肋苦满"八字,著者补)。

余无言曰:中医于病理,多有茫然不知者,每以认定某种症状,即推想其病理为如何,其言之中肯者固多,而言之不中者,亦往往而有,此不可不纠正者也。如少阳之病,完全为胸膜、肋膜、膈膜间事,病在胸肋、膈膜间,则外而胸骨肋骨,内而胸膜、肋膜、横膈膜、纵隔膜,及膜内之网油,皆为病邪之侵犯地带。此等地带,即中医所称之三焦,半表半里者是也。甚则胁肋间附近之内脏,亦被波及,因与胁肋膈膜及网油接近也。如侵及脾脏,则发脾肿,侵及肝胆,则发黄疸,皆是。中医以口苦是胆气上溢所致,故以为口苦是少阳病也。若以半表半里之义言之,则胆寄于肝叶之内,明明是内脏,而谓为半表半里,又说不通矣。

于后文小柴胡汤证条,所举之往来寒热,胸胁苦满,皆邪在胸肋膈膜之特征,微之解剖,胸内及两肋疼痛,因胸膜及肋膜发炎之故。惟此为干性肋膜炎,与小青龙汤证之湿性肋膜炎不同,其发炎部之疼痛,多因深呼吸及咳嗽而加剧,呼吸障碍,患侧之呼吸运动,缓而且浅,并发无痰之干咳,倘延及膈膜发炎,则吸气时剧痛。上列症状,与中医所谓胸胁苦满正同。而经文中,不以此类证状,为少阳胸胁病之提纲,而反以口苦、咽干、目眩三证为提纲,误矣。须知口苦、咽干二证,非少阳病所独有,凡有寒热或恶热者,皆有之。病在太阳(头项背脊病),其邪浅,故口苦咽干微。病至少阳(胸肋膈膜病),其邪深,故口苦咽干甚。病在阳明(胃肠系统病),亦有口苦咽干。若以口苦咽干,为胆气上溢,则何以不发黄疸?而阳明发黄证,又何以不说是少阳病耶?是口苦咽干,不能算少阳专有病,而又不是纯为胆气上溢也,可知。旧医谓发黄证,是湿热蕴结而成,而言不及胆,但征之于解剖实验,确由胆道发炎,胆汁逆行入血所致。但胆汁与消化系,有莫大之关系,是胆囊之不属于少阳也。又可知,目眩一证,凡属于寒热往来者,皆有之。故疟疾之寒热往来,亦有是证。此是寒热往来之时,头部受震荡之结果,而发为愿昏眼花也。故此三证,均不能认为少阳胸肋膈膜病之主征。余意当以往来寒热,胸胁苦满为提纲,方为合理,故特补之。

至少阳之来路,计有二道,一由太阳直传而来,一由阳明递传而来。由太阳而来者,系头项背脊受病后,邪热即由脊髓神经,沿肋骨下缘肋沟中之肋间神经,而传于肋膜胸膜,次及膈膜者也;由阳明而来者,系阳明受病后,邪热即由胃脘及十二指肠,传于膈膜肋膜,而波及胸统膜者也。太阳传至少阳者,则太阳之证罢,本为恶寒发热者,一变而为寒热往来;阳明传至少阳者,则阳明之证罢,本为蒸蒸发热,日晡潮热者,一变而为寒热往来。盖邪正相争,邪欲入里。邪胜正,则寒,正欲抗邪;正胜邪,则热,故为寒热往来也,但此言其常也。亦有太阳虽传少阳,而太阳病仍在者,是为太阳少阳合病,阳明虽传少阳,而阳明病仍在者,是为阳明少阳合病。此言其变也,又当遵合病并病法治之矣。

(《国医导报》1940 年 11 月)

六 经 浅 释

蔡陆仙[①]

六经名称及定义,在中医学说上最不易明了,于是一般人认做类乎哑谜,近乎荒诞,都不屑求其深切了解,深切认识。然而中医治病处方又认六经为不易的矩范,分晰病症,舍六经更无详尽研究的标准,于是六经界限,便如铁案般不容推翻,不容不承认。现在姑且把这六经的意义,来肤浅解释一下,倒不能不说是研究上得到的一个答案。

六经从笼统广泛方面说,就是把人体躯干器官内外前后上下,划成为十二部分,名叫手足十二经。六经各有手足二经,故亦名十二经。十二经统属藏府,其气血循行各有一定范围。无病的人,自然合乎生理上的支配;一旦气血循行失常,反生理状态,而即会发现病理上的症状。就症状区分其范围,即可明了确定某病属某部某器官,只须从六经分配的范围,规定其治疗方法,斯则决无毫发差谬,此中医学说上之六经之所以能统括百病之纲领者

---

① 蔡陆仙,江苏丹徒人,民国医家,生平不详,著有《中国医药汇海》《民众医药指导丛书》行于世。

也。先贤对经字释义云："经犹言界也,经界既分,则彼此不容淆紊;经犹言常也,经常既定,则转更辄可穷变。"人身之有六经,犹一国之划分若干行省,一省之划分若干县区,在平常时既便利行政上支配管辖,在变乱时又可就疆界区分,使各负其勘定削平之责任,岂不了如观火,易如反掌耶? 否则万绪千端,将从何处着手整理? 人身一有疾病,将从何处确定其治疗范围,善乎昔人有言:"不明十二经络,开口动手便错。"是岂过激之言论哉?

经之外又有络,故又统称经络,经络皆为藏府气血循行之路径。盖直干为经,旁支为络;大者为经,小者为络;深者为经,浅者为络。此就经络之大体而言,犹之铁道交通之有干路支线,虽全国铁路线无不连贯交通,然纵横衔接必各有其界段,其界段与界段衔接处,必有赖于支路焉。故十二经之界段衔接处,以贯注气血流通,亦必赖其支线,此种经络所以并称,所以合并为其功用者也。

六经从分晰方面说,盖包括"神经""血管""气道""筋""骨""油膜""藏府诸器官"共划分之为十二部,故《内经》有某经多气多血、多气少血、多血少气之说,盖即指划分界限中之某部,某者为多某者为少耳。大抵统称曰"经"者,概括之名称也;曰"经脉"者,单指称其血管也;曰"经筋"者,单指其筋之道路也。其外如神经油膜,虽无特指出之名称,然于各经病症中,悉已详具,读者正可意会而得之也。

研究六经者,六经之界限固不可不知,而六经之气化,尤不可不详尽明了。否则辨症措治犹之用兵者,徒知地理形势,山川险阻,而不识将帅之才略,孰者为长,孰者为短,而不知敌言之虚实,敌人之所擅长,披死板板之地图,而谓敌人必入我壳中,欲操必胜,有是理乎? 何谓六经气化? 曰:太阳之上,寒气治之;阳明之上,燥气治之;少阳之上,火气治之;太阴之上,湿气治之;少阴之上,热气治之;厥阴之上,风气治之是也。"之上"云者,犹言某经最上之统属者则属某气上,犹言最高最上也。换言之,太阳之上,寒气治之,即太阳经之应归空气统治也,即太阳经病,属乎寒气病也,谓非寒气有余,即寒气不足之病也。其外各经,亦皆作如是解,大概某经有某经部分,有某经气化。此处界限不清,治病辨症,便每每缠夹。例如桂枝汤症,本为解肌,肌肉在部分应属阳明(太阳界分为皮毛项背,阳明部分为肌肉膺胸,少阳部分为连网膜胁)。然阳明属燥气应壮热口渴引饮(即白虎汤症),今汗出恶风寒口不渴,其界限虽在阳明,而气化仍为太阳寒病也。又如葛根汤症,项背强几几然,恶风寒,无汗,是寒邪不仅在太阳且兼入肌肉经输,其部分虽远阳明而气化固仍太阳经也。今人乃以葛根汤为阳明症治,岂不大谬耶? 此其缠夹,皆因经界经气未能分清耳。故曰:既明六经界分,尤宜认清六经气化也。其他各经,因限于篇幅,不一一条举,一隅三反,读者当不难逆而知之。

复次:六经何以有三阴三阳之名称,不曰"膀胱小肠经",而曰"太阳",不曰"胃大肠经",而曰"阳明",不曰"胆三焦经",而曰"少阳"者,因人身藏府,本禀受于天之六气(风寒热湿燥火)。六气不外乎阴阳,阴阳之深浅又以三等阶级区别之。太阳者,阳之广大也。阳明者,阳之亢极也。少阳者,阳之尚微也。少阴者,阴之初动而未盛也。太阴者,阴之极大也。厥阴者,阴之将尽也。故曰:三阴三阳根于六气。此天之气化标本,故曰"六气为本,三阴三阳为标"。人之藏府既禀受天之六气而化生,则藏府即同乎六气,有藏府而后有六经,则六经即配乎三阴三阳,故人身以藏府为本,六经为标。故六经病,即谓之三阴三阳病,而即归本乎六气病也。匆率就草,愧未详尽,缘释六经连带及之。至于六经从标本中气之化,他日有暇,容当再详述焉。

(《中国医学》1941 年 3 月)

【编者按】

自宋代林亿校正《伤寒论》一书刊行于世,对六经本质之探讨不绝于耳,自宋代韩祗和著《伤寒微旨论》以经络解释伤寒六经以来已 900 余年,众说纷纭,莫衷一是。恽铁樵《伤寒论六经》开篇即言:"《伤寒论》第一重要之处为六经,而第一难解之处亦为六经。"近有文献记载,从古至今,对六经的研究已有 40 余种不同说法。

民国时期,对于六经的阐述,大抵分为几说:证候群学说、脏腑器官说、六经气化说、经络对应说、机能抗病说、八纲对应说等。由于西学东渐的影响，中医学者大多吸纳了西方医学解剖生理等知识，多喜用中西汇通之说解释六经，逐渐摒弃了六经气化学说和经络对应学说。恽铁樵、章太炎、刘景素等人均赞成喜多村直宽之言"所谓三阴三阳，不过假以标表里寒热虚实之义，固非脏腑经络相配之谓也"，可见六经之内涵，已涵盖表里、寒热、虚实六纲。祝味菊认为六经"原以代表正气盛衰，病变程序，论中所言一是皆以人身抵抗力为准"，推崇其"伤寒五段说"，亦有一定影响力。严志清推崇机能抗病理论，认为"大抵其曰阳者，病有发热恶寒之见证，机能亢进之病；阴者则少热多寒之见证，机能衰减之病。而'太、少、明、厥'诸种命名，均指病情盛衰含有病毒弛张延递之意义。"余无言《伤寒论六经提纲新解》一文，认为太阳病为头项背脊病，阳明病为胃肠系统病，少阳病为胸肋隔膜病，似显牵强。黄竹斋《伤寒论三阳三阴提纲》一文通过部位和脏腑器官详细阐述了六经的本质。张锡纯仍沿用经络理论，认可"伤寒传足不传手"之说，未能跳出《内经》理论，实属憾事。时逸人论述了三阳三阴以及太阳与卫气营血的关系，认为太阳即体温之代名词。张照鳞《对于伤寒六经的二个识见》言"夫六经者，非伤寒之六经也，乃万病之所同然者也""六经为万病鉴别之归纳法。由后观之六经为代表六因之代名词，以之演绎病状，归纳病理"，独具只眼。

　　恽铁樵所谓"六经者就人体所若之病状为之界说者也"，为证候群学说之肇端。其后学陆渊雷传承陈修园之观点，认为《内经》之"六经"与《伤寒》之"六经"内容迥异，不可混为一谈，反对用经络学说和气化学说解释六经，认为六经病证的本质是证候群，可谓振聋发聩，此观点与杨绍伊与刘民叔《伊尹汤液经》所见略同。六经实为六大证候群，伤寒六经，统括百病，遵此辨证论治方为汤液家法。

　　民国时期的百家争鸣，对历代六经说法进行了一定的梳理，促进了医家对六经本质的考据和研究，也提升临床辨证论治水平，值得进一步挖掘整理。

第五章 寒温之争

《伤寒论》非专治冬伤于寒之病说

张山雷

伤寒者,古人四时外感之通称也。《素问》谓:热病者,皆伤寒之类。又谓:人之伤于寒也,则为热病。又谓:人伤于寒而传为热。又谓:凡病伤寒而成温者,先夏至日为病温,后夏至日为病暑(此言温热之病亦因伤于寒邪而成若病。在夏至之先则为温病,病在夏至之后则为暑病,就病作之时而定病名。本文极为明晰)。可知热病、温病、暑病,古人无不谓之伤寒。而《难经》又谓:伤寒有五,则明明将风、寒、湿、热、温病包涵其中。盖在天之风、火、暑、湿、燥、寒,其气固自各别,而人之感而为病者,其始多因于畏风受冷,其邪即从皮毛而入。试观四时感症,当其发病之初凛寒畏冷者,十人而九,此即总名伤寒之本旨,夫岂限于冬令而言? 仲圣著为专论,而后之注家每谓此是冬伤于寒之正法,非三时所得通用。然试读本论全部,何尝有一冬字明文(冬时严寒,君子固密,则不伤于寒云云,在伤寒例篇中非仲景手笔,且篇中文义驳杂,有极鄙俚浅率者,恐并非王叔和之作)? 而仲圣所录百十三方,其宜用于冬令寒邪为病,而不宜于春夏秋者,惟麻黄、桂枝二类。若三阴篇中四逆、通脉诸方,则为寒入阴经而设,其证亦三时所恒有,不得以其姜、附而谓必于冬月用之。若其芩连、白虎、承气、泻心诸方,固无一而非治温热病之主剂,其证又为四时所恒有,则固夫人能知之而能言之。而伤寒例篇中必谓:冬令严寒,君子固密,不伤于寒,何其言其偏而识之鄙耶? 要知魏晋六朝隋唐五季以逮宋金元明，固无人不知仲师本论为通治四时而设。独至康雍以降，别创《温热》之论，而传足传手、六经三焦，妄生畛域，遂致后人之读其书者误信。首先创议之人，大名炫赫，无不一例盲从，乃使世人之病温热者，皆不得一尝仲圣方药，以日即于危殆，何莫非妄分温热、伤寒为两事者有以杀之。呜呼！自叶香岩《温热》一论盛行于时，而后贤继起，互有发明，间亦可以少补仲师本论所未备。而初不料首先提倡之叶老及首先著书之鞠通，屏绝仲师成法，谬制新方，滋腻恋邪，有百害而无一利，举世不察，相沿成俗，误尽苍生，而终其身不一觉悟。则香岩一人，实为温热病中功之首而罪之魁。然究其贻祸之源，皆由于误认《伤寒论》一书为专治冬伤于寒之一念，有以成此厉阶而杀人遂不可胜数，是诚二百年之浩劫也，哀哉！

（《绍兴医药学报》1921 年 2 月）

评伤寒温热之争

秦伯未

《伤寒论》《温病条辨》《温热经纬》诸书，今之医家，类皆读之，且俱类能明其大义，实非不可思义[①]之佛经梵典比也。然读《伤寒论》者，辄眼高于巅，不可一世，目温热为魔道，痛毁至体无完肤；读《条辨》《经纬》者，又欣然自得，以为道尽在是，而讥伤寒派之拘泥固执。于是意见日左，而伤寒温热之争起。

吾谓读伤寒者，信能勤求古训；而读《条辨》《经纬》者，亦不失为博采新知。然医之学问，不在古与新，而在能实用。患伤寒者，吾用麻黄、桂枝而愈，此固伤寒书之长，患温热者，吾用桑菊、银翘而愈，亦未始非温热书之特长。换言之，伤寒、温热诸书中，有是说，有是方，而用之不效，即是诸书之短。倘医家不能在此等处用功，但就伤寒、温热字面上争执，是谓意气之争，

---

① 义：原文如此，后一篇《评伤寒温病之争（续）》"不可思议"一词则作"议"，考虑到民国时期行文规范性与现在有所区别，故不改动原文出注。

虽再历数千百年,而中医永无进步之一日。

况《伤寒论》中有数方可治温热病,温热书中亦有数方可治伤寒病,何以故?以伤寒温热均有变化,如伤寒传经,可以变为热,即有清凉之剂,而合于温病之治。故杨栗山云:"温病与伤寒虽曰不同,而或清或攻,后一节治法,原无大异;惟初病散表,前一节治法,则有天渊之别。"可谓透澈之至。

然杨栗山知其然而不知其所以然,吾今明白道破之。则中医之学,素属混合,而不主张隔别,言生理然,言病理亦然,以至言治疗方剂,莫不皆然。故于寒证,不论伤寒杂病,在表则俱得用桂枝,在里俱得用附子、干姜;于热症,不论温热杂病,在上俱得用栀翘,在下俱得用知母、黄柏;若为肠胃实证,则不论伤寒温热杂病,俱得用承气下之。此为一定法则,药可变而法不可变者也。是故有是病,用是药,苟认病准确,以温病方用治伤寒症亦可,以伤寒方用治温热病亦佳。进言之,读《伤寒论》一书而化裁之,确可统治百病,然再从温热书以引申之,何尝不可羽翼《伤寒论》耶!不知此义而互相标榜,吾敢断其于伤寒、温热两无深刻之研究,即于中医之基本学说尚未彻底领略耳。

(《现代中医》1934 年 1 月)

评伤寒温热之争(续)

秦伯未

何谓基本学说?曰:凡习中医而欲求其深造者,必令先读《内经》《难经》《伤寒》《金匮》等,以中医学说,顺流而下,由浅入深,能读古书,则如登泰岱,山岗冈峦起伏,历历可指。然此数种,只能名为基本书籍,而不能名曰基本学说,我所称基本学说者,当明了此项学说时,可以解决一切问题,如科学之可以归纳演绎而教人者也。大抵中医之学说,素属混合,而不主张隔别,素属一片神行,而不主张支离破碎,言生理然,言病理亦然,以至言治疗方剂亦然。故于生理重精、神、气、血、津、液,于病理重风、寒、暑、湿、燥、火、痰、虫、食，于治疗方剂重温凉补泻，而以五脏六腑为大前提，在此一二十字中错综变化，以奏其不可思议之神技。兹再列表而略加说明：

前提……五脏，六腑……（筋骨脑髓等均包括在内）。

生理……精，神，气，血，津，液……（属于内，演成虚证）。

病理……风，寒，暑，湿，燥，火，痰，食，虫……（属于外，演成实证）

治疗……温，凉，补，泻……（泻字包含汗、吐、下、利小便等）

中医诊治之特长，在"先其所因而伏其所主"。此语出于《内经》，而历今不变，故议一病，必先求其原因，次求其部位，再出以治法。如识得为火，火在于肺，治不离乎凉泻肺火，从而推广之，肺火之发病，虽有咳嗽，消渴，肺痿，等等，而治法决不背驰，用药决不矛盾。

能明乎此，则伤寒、温热之争，可以休止矣。何以故，寒与温在表面上截然不同，及其变化，在实际上确有相同，而伤寒温热自初起以至变化之用药，不越随症以求因，随因以施治，活泼泼地，绝无成见，是则伤寒之治可通杂病，而温热之治亦可通杂病，杂病既可相通，岂伤寒、温热竟如水火之不可相容乎。吾故曰：伤寒温热之争，俱属意气用事，俱为拘泥不化，俱不知中医基本学说所致也。

吾尝诫诸弟子曰："读书时要有古人，要有信仰；临诊时要不得古人，万不可固执。"上月诊王姓妇，怀孕九月，患怔忡症，心悸则胸闷而肢麻，而昏不知人事，入海格路红十字会，验血，验大便，听心脏，照爱克司[①]，而不明其何菌作祟，无药能治，余为处熟地、党参、阿胶、麦冬、桂枝、枣仁、龙齿、茯神、炙草大剂，一剂知，二剂已，盖认定心脏衰弱而用药也。知我者谓我用炙甘草汤遗法，然使有人而不读《伤寒论》，不知炙甘草汤，苟能识得心脏衰弱，其用方吾敢必其亦相类也。故读伤寒而泥于伤寒，读温热而泥于温热，终其身为张仲景、吴鞠通、王孟英之傀儡而止；傀儡之争，试问有何价值，有何贡献之足云！

（《现代中医》1934 年 2 月）

---

① 爱克司：即 X 线。

《伤寒论》非专治伤寒

蔡济平[①]

世谓：阳虚奉东垣,阴衰承丹溪,火热有河间,伤寒宗仲景。固莫不以仲景之《伤寒论》仅议伤寒之治法也。观乎方书之"伤寒门"胥列《伤寒论》之方,他门未之或见。殊知仲景之《伤寒论》治法岂如是之狭隘乎? 其自序曰:"余宗族素多,向余二百。建安纪年以来,犹未十稔,其死亡者三分有二,伤寒十居其七。感往昔之沦丧,伤横夭之莫救,乃勤求古训,博采众方。撰用《素问》《九卷》……为《伤寒杂病论》十六卷。虽未能尽愈诸病,庶可以见病知源。若寻余所集,思过半矣……"细释语气,知所谓伤寒者,乃一切热性传染病也。《千金方》引《小品》:"云伤寒,雅士之辞。云天行温疫,是田舍间号耳。"《外台》许仁则论天行病云:"此病,方家呼为伤寒。而所以为外感之总称者,盖天地杀厉之气,亘于四时,而善伤人……是以凡外邪之伤人,尽呼伤寒。仲景所以名书者,取于此而已……"方氏《条辨》[②]曰:"书曰论[③],何也? 论也者,仲景之自道也。盖谓愤伤寒之不明,戚宗族之非命。论病以辨明伤寒,非谓论伤寒之一病也……"余云岫曰:"……故《伤寒论》可称为传染病全书……均可证吾言之不诬。又谓勤求古训,博采众方,可知论中诸方非仲景所自撰,仲景特集古代验方之大成耳。既知伤寒方非治伤寒一病矣,且亦非仅治一切热性传染病已也。"桂枝汤治太阳病脉浮缓汗出之表症,其犹知能愈偏头痛、常习性头痛乎;桂枝加葛根汤,能治流行感冒肠症;加附子,能治半身不遂(即西医所谓动脉硬化性偏枯,以下有括弧者均系西医名称);桂枝加芍药汤,能治消化不良性下利。小建中汤,能治疝痛(肠神经痛)。苓桂术甘汤,能治痰饮宿澼(胃扩张、慢

---

① 蔡济平(1883—1957):浙江吴兴(今属浙江湖州)人。因笃信佛教,取法名乘定。师从吕用宾,曾任上海神州医学总会评议副会长执行委员、上海卫生局中医试验委员会委员。1956年被聘为上海市中医文献研究馆馆员。

② 《条辨》:此处指《伤寒论条辨》,明代方有执著。

③ 指《伤寒杂病论》。

性胃加答儿①)、怔忡(神经性心悸亢进)、藏燥(歇斯底里)。葛根汤,能治风湿骨痛(倭麻质斯)、哮喘(气管枝喘息)、伤风(流行性感冒)。麻黄汤,能治风寒湿痹(急性筋肉倭麻质斯)、喘息。麻杏石甘汤,能治肺风痰喘(肺炎)、白喉痧(实扶的里)。大青龙汤,能治风水(急性肾炎)。小青龙汤,能治肺伤寒(急性气管枝炎)、哮喘(气管枝喘息、胸痛、肋膜炎)。葛根芩连汤,能治协热下痢(急性胃肠加答儿)。芍药草附汤,能治股痛(坐骨神经痛)、疝痛(腰腹肌肉痛、肠神经痛)。五苓散,能治水肿(肾脏炎)、小便不通而起之神昏谵语(尿毒症)。小柴胡汤,能治胸痛(肋膜炎)、痄腮(耳下腺炎)。大柴胡汤,能治脚气、痔瘘、湿热黄疸(十二指肠炎性黄疸)。大承气汤,能治真头痛(化脓性脑膜炎)、腹中实痛(腹膜炎)、血痢(赤利)。桃仁承气汤,能治藏毒(直肠癌)、子宫病。白虎汤,能治中暑(日射病)、消渴(糖尿病)、斑疹(皮下溢血)。十枣汤及大陷胸汤,能治胸痛(渗出性肋膜炎)。栀子豉汤,能治噎嗝(食道狭窄)。半夏泻心汤,能治久泻(慢性胃肠炎)。真武汤,能治五更泄(结核性肠炎)。赤石脂禹余粮汤,能治大便不禁(肠管麻痹)。枳实栀子豉汤,能治内痛(肝脓疡)等症。固非一方只一症已也,此仅举其要者耳。仲景之书博大精深,孰能及之。学者苟得神而化用,起其可起者,岂难事哉? 以世徒知仲景之伤寒方,只能施治于伤寒,乃是有没绝学。特辨之如左,愿学者注意及之。

(《医林一谔》1934 年 1 月)

伤寒与温病是否有对立之可能
——伤寒温热之名义问题

一、钱公玄②

要明白伤寒与温病是否有对立的可能性,先要明白伤寒、温病这二个名

---

① 加答儿:catarrhal,黏膜炎病。
② 钱公玄:生卒年不详,姑苏名医沈琢如之高足,近代沪上中医名家。1933 年毕业于上海中国医学院,后留校任教。1935 年至 1939 年执教于上海新中国医学院,主讲方剂、药物等科,并编写了《时方讲义》《药物学》等多部教材。

词的来路和定义。

可是，同志们注意到这个问题的，已经不少了，也可以毋庸我来多说。伤寒这个名字，有广狭二义的分别，若是在狭义的立场上说，那末春温、夏热、秋凉、冬寒，秋冬的外感叫做伤寒，春夏的感冒叫做温热，这是以时令而命名的。《素问·热病论》曰："先夏至日为病温，后夏至日为病暑。"但俱是热病之属；凉者寒之渐，秋冬感证，统名伤寒，春夏感冒，统曰温热，这样的观察，似乎伤寒与温病是有对立可能的。

至于从广义的立场上说，那就和前者大相径庭了。凡是发热的症候，都可以叫做伤寒，也就是外感病的总名，这是根据《内经》热病皆伤寒之类，和《难经》伤寒有五而定名的，因为无论是夏令的病热和冬令的伤寒，在既病之后，同样是病热，当然也可以称做热病，所以伤寒、温病简直不分的。

这样二个不同样的根据，我们终得要放弃一方面而保持另一方面，才能解决这个问题。那末到底哪一种应该保持的呢？我们现在暂且缓一缓再讲。

要知温病、伤寒对立的学说，在有清一代是最盛行的，也就是清代的医生所创立的，可是他们所谓与伤寒有对峙性的温热病，我觉得是既非属于广义，也不是属于狭义，他们是另创一格，而要和仲景《伤寒论》立于对待地位，分庭抗礼的。所以吴鞠通的《温病条辨》一定要以三焦立论，以示与六经为对待，而又口口声声地说与六经传变不同，因为它们也非是上述的狭义一类。所以他们又说南方没有真伤寒而有冬温的名字。所以这一派的学说，归纳地说，简直是南方的一切感冒发热的症候，都是属于温热病一类的，真正的伤寒症，在南方是没有的。可是他们所谓的真伤寒，到底是怎样的一种病，我们是始终怀疑着，而不曾得到正切的理解过。

好了，这里有三个不同样的理论了，我们应当用冷静的头脑，精密的眼光来观察，到底那一种是健全，是应该保留的。

我们先就近地说罢，清代所盛行的那种学说，他们是和仲景《伤寒论》中的伤寒症成对待的。但是我们要知道仲景《伤寒论》之所谓伤寒，是以广义立论的。《伤寒论》中的笔法是很古奥,而成一种特殊系统的,看去虽似无系统,而实则有系统,他把人身分成了六个部分,就是《伤寒论》中的六经了,详列了传变各经症状用药治疗法种种。而他所举的症状,又大都是征象性的,譬如他说恶寒,就是表示表证未罢或是阳虚,但表证未罢一定还有别的见象,仲景不能一一地详细说,他说一种,叫你知道其他,阳虚不一定是恶寒,不过他举一个例说说。这种都是读《伤寒》所应该知道的,但是详细地论起来,要成一部专书,在这里免占篇幅,所以不再细说,不过我们总得认承《伤寒论》是广义伤寒的专书,也就是外因病的论说了。那末,温病热病,当然是一起包含在内的。

假定一个人犯了寒邪,我们应当发汗,受了温邪,也是应当发汗,不过一个用辛温,一个用辛凉的不同罢了,可是也是发汗解表。感了寒邪,不治失治或误治,渐渐的内传,温病不治失治或误治,也是逐步地内陷。仲景列了六经,每篇中都有寒热温凉的治法,难道温病不能通用吗,而后人偏偏要把太阳解作膀胱,少阳解作胆,这实在是大谬不然。《伤寒论》的六经,就是人身上的六个部位,你能先找到所感的邪在那一个地方,就用这经的方法去治疗。吴鞠通一定要丢了六经去说三焦,岂知你所说的三焦的种种,仍在六经范围之内,所以你要和仲景《伤寒论》立于对待地位,另辟蹊径去说温热,实在是对于《伤寒论》名义的来路不曾明了,根本不能认为一种健全的学说,清代医生对于温热学说最大的谬点就在此。但是他们所定的治疗方法,很有些灵活可取的地方,也不可抹杀,且俟异日再来讨论。

至于广义狭义的伤寒,是有连带关系存在着。伤寒是纲,《难经》所列的五种伤寒就是广义伤寒的子目,那末温病、热病、湿病等都已包括在内了,而风温、湿温等又是温病中的子目,这里分开了三个层次。

可是这样还不曾是根本解决,广义的伤寒是绝对不能对待的,狭义方面说,似乎是可以对待的,这不是很模棱吗?不过我们为求需要明白的系统起见,不能放弃了广义伤寒的名词,应当认清了仲景《伤寒论》的命名意义,而主张伤寒不能与温病对待。至于狭义的伤寒,应得改称为感寒或受寒这种名字,可是这是很难做到的,而且不学如予,也不敢胡乱地拟什么名字哩。

二、叶劲秋[①]

第一次征题勉强交卷之后，第二次的题目接踵着又来了，编者不嫌著笔草率，那末索性本着原来的态度再来敷衍一下罢。我的简单脑筋中，好像还记得，寒热为比较的名称，热之所以为热，为有热量，热量的单位为 Calorie。一切物体，莫不有相当的热量，若是热量减少，温度即随着降底，热量增多，温度即随着升高，热量的增减，既然由温度的升降表现出来，所以由温度升降的度数，可以将热量的数量求出。求热量的方法，在此用不着细讲，今为讨论伤寒与温病，便不能不于寒温的名称略一加以解释的。

照中西传统的立论，伤寒与温病皆是病名，也是从病原而得名的。可是中医的定名，向不严格，没有准则，所以为要讨论本题，便不能不牵涉到病名上去，因为病名未曾确立之先，而欲有所商讨，总嫌有些靠大不住。最妥当的定名，必然是一病有一病的独特性，尤其病原的确立，而不许有丝毫的游疑，吐泻腹痛为霍乱与肠胃炎共通的见证，同一痢疾，有阿米巴与细菌性的不同，若使不从根本辨别清楚，仅从表面或然的现象，肇锡嘉名[②]，那末张冠李戴，错认阳货为孔子是必然的了。

我国对于伤寒与温病的论文，虽然载籍满架，可是至今犹然呶呶不休，细推其故，要亦在于大前提之未曾确立吧。今且把《巢氏病源》的《温病篇》来看看，他说："《经》言春气温和，夏气暑热，秋气清凉，冬气冰寒，此四时正气之序也。冬时严寒，万类深藏，君子固密，则不伤于寒。触冒之者，乃为伤耳，其伤于四时之气，皆能为病，而以伤寒为毒者，以其最为杀厉之气焉。即病者为伤寒，不即病者为寒毒藏于肌骨中，至春变为温病。是以辛苦之人，春夏必有温病者，皆由其冬时触冒之所致也。凡病伤寒而

---

① 叶劲秋（1900—1955）：字秋渔，浙江嘉善人。早年毕业于上海中医专门学校，后任上海中国医学院教授。著有《临证直觉诊断学》《中药问题》《伤寒论启秘》《仲景学说之分析》《针灸述要》《花柳病治疗学》《灸法自疗学》《现代名医验案》及《不药疗法验案》等。
② 肇锡嘉名：文出屈原《离骚》"肇锡余以嘉名"，开始便赐予贞祥美好的名字，通俗点说就是取了个好名字的意思。

成温者，先夏至日者为病温，后夏至日者为病暑。其冬复有非节之暖，名为冬温，毒与伤寒大异也，有温病者汗出辄复热，而脉躁，病不为汗衰，狂言不能食……"什么是触冒？什么是伤寒最为杀厉之气？寒毒怎能藏于肌骨之中？这些不必细细为之推敲，一言以蔽之，伤寒之定名，有未能妥贴，所以易与四时八节之病相混，从《内经》冬伤于寒，春必病温，与夫陆九芝一派立论，则知伤寒与温病，是必然不可以对立的，何况寒温本来是比较的名辞，自然是伤寒与温病的对立要起多人的议论呢。张隐庵说："名曰温者，积寒成热而发也。"王孟英说："伤而即病者，为伤寒；不即病者，为温病。"这些警句，虽然是为要解释伤寒与温病的不同，岂知其中的界限是一些看不出来的。

伤寒与温病，固然是难以对立，不过伤寒治法与温病治法为又一问题，当作别论，必不可以为对立的动摇，便打通两者的治法，那是必须要加以认识，未可以混为一谈的。

三、大梁[①]郑嶔昆[②]

观夫"冬伤于寒，春必皆[③]温。"又曰："先夏至日病温，后夏至日病暑[④]。"是伤寒与温病，俱载经典，昭然于前古，徵非长沙叶氏之杜撰；则二者之名辞，自有对立之可能。盖冬令清肃，邪不扰荣，虽久延化热，亦仅肠燥而已，春气湿浊，每滞循环，极易乱神，此伤寒与温病之各异也。但冬季之疾患，亦有同于温病者，春令之疾患，亦有同于伤寒者。温邪上受，首先犯肺，逆传心胞，可知温邪由鼻孔而入于小循环，以及于大循环，卒至心囊而起炎。则冬季之中风发热汗出恶风脉缓，奚异乎温病之初感，中风之刺风池与风府，亦即清宫之义意，此中风可谓冬季之温病也。而陆氏所谓之

---

① 大梁：古代地名，战国时期魏国都城，即今河南开封，明清民国时期有些作者习用古地名作为籍贯地的称呼。
② 昆：古同"昆"，兄。
③ 皆：或系笔误，《素问·阴阳应象大论篇》，原作"冬伤于寒，春必病温"，亦有作"冬伤于寒，春必温病"者。
④ 先夏至日病温，后夏至日病暑：语出《素问·热论篇》，原作"先夏至日者为病温，后夏至日者为病暑。"

阳明温病,亦何异乎伤寒入府之肠热?此皆病有所同,因时而异其名者也。

四、王合三①

中国医书,宜宗仲景,仲景以外,皆非善本也。三百九十七法,一百一十三方,信手拈来,头头是道,故后世治伤寒者,若成无己,若朱肱,若方中行,若喻嘉言,若张隐庵,若张令韶,若柯韵伯,若程东郊,若陈修园,若徐灵胎,以及唐容②川诸人,皆不能出其范围;故病名之审定,处方之规矩,尤可为万世之金科玉律。如《太阳篇》之第二条云:"太阳病,发热汗出,恶风脉缓者,名为中风。"此中风之提纲也。第三条云:"太阳病,或已发热,或未发热,必恶寒,体痛,呕逆,脉阴阳俱紧者,名曰伤寒。"此伤寒之提纲也。以上两症,皆可以感冒之病名概括之。第六条云:"太阳病,发热而渴,不恶寒者,为温病。"此温病之提纲也,而可以肠窒扶斯之病名替代之。以后分经用药,根据《难经》伤寒有五之法,不另指某名,令学者自认,举一反三,深于教诲。可知麻杏石甘症,伤寒而兼内燥者也;小青龙症,伤寒而兼停水者也;大承气症,温病而兼胃实者也;白虎症,温病而内热过甚者也;茵陈蒿症,温病而兼发黄者也。如此之证,不胜枚举,特当时尚无犀角、羚羊、紫雪、至宝之药耳。后人创立此方,虽青出于蓝,要亦不外长沙立方之遗意。可知伤寒、温病之名词,确乎其不可易也。惟举而对待之则不可。吾尝读《伤寒》《金匮》之书,其中所论列者,不抵伤寒与温病,扩大其范围,当名曰传染病全书,如黄芩黄连症,非赤痢乎?甘桔猪肤症,非白喉乎?他如面赤斑斑,猩红热也;眼如乌鸠,花柳毒也。若仅举伤寒温病之笼统名词以作对待,则其他诸病,亦将三三两两以配偶乎?可知一病有一病之主名,张王李赵,界限井然,求病名之统一,实今日不可缓之要图也。

---

① 王合三(1881—1955):满族,早年随先人迁居河南开封,后废儒习医,以儒医两界名流誉满中州,尤擅长内、儿、妇科,常随手取效,名振中原,尤其是对《伤寒论》研究颇深,多有真知灼见。著有《伤寒求实》《春瘟三字诀》等。
② 容:原作"蓉",笔误,当改。

五、吴江凌树人[①]

汉张仲景著《伤寒论》,以"六经"见证为提纲,清叶香岩论《湿热》,首重"三焦",淮阴吴鞠通因之而作《温病条辨》,以三焦名其篇,元和陆九芝非之,斥其离经背圣。平心而论,三焦之说,始于《内经》,《灵枢·营卫生会篇》所谓"上焦如雾,中焦如沤,下焦如渎"者是也,并非吴瑭杜撰。窃观其学说,大有所取之处,故温病之治法,赖叶吴而大放光明,今之时医,能享盛名者,何莫非受叶、吴之赐,叶、吴在中国医学史上,自有其相当之价值,吾人崇拜之不遑,讵可厚非欤?惟其如此,所以中国医学,自叶、吴而后,遂演分为二派,一派是"复古派",亦名"尊经派",一派是"从时派",亦名"叶派"。尊经派推崇《伤寒论》而诋毁温热,"从时派"崇尚《温热》而鄙弃《伤寒论》,二派之学说,各是其是,各非其非,"经方""时方",致令后学无所适从,"伤寒""温病"之不同,一若鸿沟之分界,显然站于对立之地位,而犹似冰炭之不相容也者。其实,此皆肤浅之见,一偏之论,不可为训。

吾人要探讨伤寒、温病之异同,当以学理为经,实验为纬,不当斤斤于派别之争。欲明了此问题,必先了解二层意义:第一层须先明了何者方始谓之伤寒,然后识得何者为温病,要知伤寒、温病,有广狭二义之分别(按狭义伤寒之称,亦欠妥帖,其说详下);第二层须先明了人身体工之变化,以及受邪之深浅,能将此二层认识确切之后,然后"伤寒""温病"之争,不攻自破,所谓知其要者,一言而终,不知其要,流散无穷。试请申其说于下。

《难经·五十八难》曰:"伤寒有几,其脉有变不?然,伤寒有五:有中风,有伤寒,有湿温,有热病,有温病。"《内经·热论》篇:"今夫热病者,皆伤寒之类也……人之伤于寒也,则为病热。"吴鞠通《温病条辨·上焦篇》:"温病者,有风温,有温热,有温疫,有温毒,有暑温,有湿温,有秋燥,有冬温,有

---

① 凌树人:生卒年不详,近代江苏名医,江苏吴江(今属江苏苏州)人。本文作于民国廿三年(1934),时凌氏担任吴江县中医公会执行委员。凌氏为当地世医大家,凌应霖、凌东海、凌小海、凌仲穆、凌八味等皆为当地名医。

温疟。"据此而论，不独有广义之伤寒，抑亦有广义之温病矣。且仲景《伤寒论》原有"中风""温病""风温"之条，并非单论伤寒；鞠通《温病条辨》有"温疫""暑温""秋燥"之目，亦并非仅论温病也。《伤寒论》中之白虎、承气、葛根芩连、炙甘草等汤，岂不可以治温病？《温病条辨》中之桂枝、白虎、栀豉、陷胸等汤，岂不可以治伤寒？鞠通论中之方，即是仲景书中之方。观乎此，可知伤寒可通于温病，而温病亦可通于伤寒，前贤之议论纷更，莫衷一是，其弊在囿于成见，泥古太深，致理论与事实相反。治伤寒者，只知有麻桂之法，而不知有承气、白虎，治温病者，只知有犀羚、银翘、桑菊之法，而不知有栀豉、陷胸，毋怪其说逾多，而其理愈晦，是故伤寒、温病对立之说，根本不通之论也。

伤寒、温病之理，及伤寒、温病之治，既如上述，可见"伤寒"即是"温病"，而"温病"亦即是"伤寒"。大凡六气为病（风寒暑湿燥火，谓之六淫，亦名六气），无论其已化热，或未化热，皆可名谓伤寒，即皆可名谓温病。此乃就广义之伤寒、温病而言。尚有狭义之伤寒，如霜降之后，感寒而即病者，前人谓"正伤寒"，若湿温温热诸症，前人谓"类伤寒"，其理似颇可通，其实亦似是而非模棱两可之见，何则？观于《内经》"今夫热病者，皆伤寒之类也……凡病伤于寒者，则为病热"句，可知之矣。霜降之后，虽天气沍寒，凡人之感受寒邪者，无不郁而化热，要知热之而热，寒之而寒，惟死体为然，生物则否，试验之于人体，则有灼然可见者，假令以手搏雪，是局部感寒也，然须臾之间，反应起则灼热矣。（参恽氏学说）吾人之身中，本有一种抵抗力，就是"体温"，若抵抗力强者，虽感寒而不病，抵抗力弱者，感受寒邪，体工起反射之变化，而热病成焉。此则纯乎体温奔集于表，气化被邪所伤，气机被邪所阻，体温起反应作用也。焉有感受寒邪而不化热之理，焉有化热而不成温之理。所以霜降之后，凡病"正伤寒"者，势必由体工之变化而发热，当名之曰"冬温"矣，狭义云何哉？读者疑吾言乎？请于临证之际，细心体会可也。

二十三年元月八日灯下草此。

（《现代中医》1934 年 2 月）

论伤寒与温病

周德馨

考伤寒与温病,本是同一病原,出自一辙。自叶薛辈出,异其说者,嚣嚣尘上,而辨伤寒与温病者,不下数百家,人各有其理。其论理之弥觉庞杂也,读《难经》伤寒有五,盖温病亦在其中,叶薛岂未读是书耶。去规矩而另为方圆,舍康庄而别寻蹊径。人谓其智,余则只见其拙,伤寒之过程中殊多温病,温病实缘伤寒而成,仲景早已明示,如"太阳病,发热渴,不恶寒者为温病",柯氏云:"阳明乃成温之薮。"卓见也,缘此可知伤寒之广泛,温病则多属阳明病也。叶薛之颠顸,后人之盲从,可耻孰甚。自吴又可谓伤寒由皮毛而入,温病由口鼻而入,其治法之益不着边际,后继者,复有如吴瑭伤寒自下而上,温病自上而下,致有伤寒、温病传足传手之辨,强词夺理,自欺欺人,固不足齿也。

实则,伤寒之与温病者,一言以蔽之,因其受病之际,缘气候、地处,与夫体工之关系,而表演病之状态,进而象征伤寒病、温病也。三阳者,病在表时之三个现象,初非一太阳,二阳明,三少阳也。何以言之,盖一岁之中,时令有转移,气候有变常,而空气之寒暖,亦无定型,风、寒、暑、湿、燥、火,六气之不同是也,故长夏多暑病,严冬鲜湿证,此气候之关系也。大江以南,河流密布,土地卑湿,而太空之蒸汽和润,人感之而饥肤疏缓,北方则反是,此地处之关系也。综上二问题既已成立,人处其环境中,则受绝大之响应,且秉赋藜藿高粱,其饥腠之强弱,气血之盈亏,不可同日而语,此体工之关系也。江南无真伤寒,成为今世之诟病,非无真伤寒也,特其伤寒之现象较少,温病之状态较多,伤寒现象之过程较短。温病现象之过程较长,亦即病邪与正气之作战时期,以阳明为最能逗留之故耳。

太阳头痛,发热,恶寒,无汗,为病之初由毛窍而入,全身表分之气血下总动员,而抗病邪,冀病外泄,犹敌寇之初犯国界,边塞之卫国将士起而奋抗,而未赖及中央军也,故发热恶寒无汗谓表未解,因其人之肌腠固密,气血充盛,而现诸真个的太阳伤寒证。如肌肤疏缓者,病在表,则现汗出恶风之中风证,余则随其体工之关系而起如何之证状。要之,设从狭义言,则伤寒之病,维太阳、少阴有之,麻黄汤,桂枝汤,麻黄附子细辛汤等是。从广义言,则所谓热病者,皆伤寒之类是,白虎汤,栀豉汤,泻心汤,及三承气汤等是也。刘河间谓《伤寒论》只论伤寒,与温病无干,浅视之语也。叶香岩开温病之端,吴鞠通继起其后,对于仲景学识,无异熟视无睹,故吴氏《温病条辨》,泰半未脱仲景原理,尤其于中焦一篇。王孟英《温热经纬》,于病多数为伤寒过程中病,方剂复宗仲景原义,另立章词,徒乱后人闻见,观夫此,则孟英胜于鞠通矣。

自叶桂倡温邪上受首先犯肺,吴瑭之温病由口鼻而入,自上而下,始手太阴之说,亦盛行于后世,则近人言温病之征象,每以咳嗽兼有发热病者,辄谓之温病。虽然病亦有并发肺炎者顾其治法,动辄为牛蒡、杏仁、桑叶、薄荷等,去仲景之真谛千里矣,可知咳嗽而兼发热者,肺疾病也,西医所谓流行性感冒耳。因感冒每多并发肺炎,何足以言温,其治法只牛蒡、杏仁,而热退嗽宁,病即良已者,益见为感冒性肺疾矣,指鹿为马,宜其江南之多温病也。

(《光华医药杂志》1937 年 5 月)

寒温争辩之平议

黄仲达

周复生①录

伤寒、温病之争,为近今医流号称通识者所诟病,然寒温之何以不当争

---

① 周复生:近代重庆名医,1957 年 6 月的《中医杂志》载有"中国医学科学院西南中药研究所中医师周复生同志于去年八月经重庆市卫生局调到中国医学科学院西南中药研究所工作后,将其珍藏各式版本的整部中医药书四百五十多种及中医期刊三十九种,共计一千五百册捐献。这一千五百册当中有中医学经典著作和内、妇、儿各科的医书,以及稀有的中药文献如《滇南本草图谱》《峨嵋植物图志》《草木便方图说》等资料"。曾在《中医杂志》1956 年第 4 期发表"应用化癥回生丹"治疗子宫瘤两例报告一文。

辨，殊少透切之论，徒唱高调者。一若伤寒、温病，病症治法，根本无大悬殊（如廖季平谓唐以前伤寒、温病同一治法是）；其次者，则以为仲景《伤寒论》中，已有温病，及治温方药，勿庸后人另行揭橥①，以矜独创，由前之说，则寒温之界，几乎可泯，由后之说，则似温病治法，已悉具《伤寒论》中。其果然乎？窃以为伤寒、温病，在旧说上，是二非一，决不能特异议，仲景书之名"伤寒"，及《难经》"伤寒有五"之"伤寒"二字，乃广义之伤寒，大名也（广义之伤寒名词应否置议另一问题）。麻黄汤证之伤寒，乃狭义之伤寒，小名也，狭义小名之伤寒，仲景《难经》，固明明与温病分别言之，则后人之严辨寒温，有何不是，特温病家，似竟视仲景书为专治狭义伤寒之书，未免稍误，其新创之理论、方药，又不无瑕疵，为可议耳。至仲景之于温病，虽曾论及，文极简略，又未有隶属于温病条下之专方（如中风之有桂枝汤，伤寒之有麻黄汤），不能谓其中竟无缺失，惟《千金方》葳蕤汤方下论文一段，与《伤寒论》中温病条文，大同小异，尝疑葳蕤汤即仲景治温原方（以孙氏录方，凡方下引仲景论文者，其方皆仲景方也），特不敢武断其果然也。他如柯韵伯认麻杏甘石汤为温病方，陆九芝谓温病为阳明病，以葛根芩连汤为阳明兼表症方，亦即治温方，鄙见则谓两方不过可借治温病，而非必真正温病专方，其余膏黄诸方，可治伤寒之阳明病，亦即可治温病之同在阳明领域者，而要非温病初起之症治方，即不得硬派为仲景之治温方。至谓温病即阳明病，夫岂其然，盖太阳伤寒，能传变为阳明病，尽人知之，温病初起，又不必纯乎阳明症状。况仲景论温，固先大书特书曰太阳病乎，九芝之说，其方可通，仲景书缺有间，于治温方论，既仅略具而未详，则后人推绎阐发，乃应有之责，所论有未尽善，亦学术过程上当难然免之事，何必苛责。而竟谓寒温争辩之不当有乎，叶吴诸家，各本其数十年之经验以著书，非徒凭理想，毫未亲试者比，其理论方药，及所施治，必仍有错误，此固在吾人意想中，而收效必十之六七，亦可相当共信也。肆口抨击者，其平素研究之深，经验之富，未必能及叶、吴，遽尔相轻，竟欲一笔抹杀，亦稍过矣。特自叶、吴书出后，末流相袭，几于无病非温，无温

---

① 揭橥：标志，揭示。揭，本作"楬"，作标记用的小木桩。橥，拴牲口的小木桩。

不银翘、桑菊,泛滥无极(读《瘟疫论》者之于达原三消饮亦然),此行出叶、吴之意外,而为吾人所不得不亟起而绳纠其愆谬者也。

【编者按】

小议寒温之争

一千年前金代著名医家,一代宗师,易水学派的开山鼻祖张元素曾经说过十六个字:"运气不齐,古今异轨,古方今病,不相能也。"这句话本是张元素为了开创自己易水学派,大倡新法新方而提出的口号,但是"不泥古,立足临床,勇于革新"这一学术革命的精神却深深影响了一代又一代的后学。张元素说此言与伤寒温病之争是没有什么关系的,但寒温之争中体现出的治学态度却与此有关。

之所以产生所谓寒温之争,从历代论述上看,理论源头上多与《素问·热论》篇:"今夫热病者,皆伤寒之类也。"而《难经·五十八难》:"伤寒有五,有中风,有伤寒,有湿温,有热病,有温病"有关。由于这两处论述存在明显的差异,因此就有了所谓"广义伤寒"和"狭义伤寒"的区别。

自王叔和将张仲景的《伤寒卒病论》(《伤寒杂病论》)修订为《伤寒论》后,一般都认为此伤寒乃是外感热病的总称,因此从汉末,至魏晋南北朝以降,及至隋唐宋多以仲景伤寒法治疗外感热病。至金代刘完素,创新学术理念"火热论",提出"热病只能作热治,不能作寒医",对沿用伤寒方治疗热病提出了挑战,并创制了双解散、凉膈散、防风通圣散等新方。不过这只能算是寒温之争的先声。真正的寒温之争开始是明代,随着温病学逐步兴起后开始的,而温病学的鼎盛时期清代则是寒温之争的高潮,民国时期的寒温之争只是清代的绪余罢了。

前面众多民国期刊所载涉及寒温之争的文章可以看到,所谓寒温之争,其焦点无非是,伤寒是否包括伤寒与温病,伤寒方是否可以通治温病,或者说用伤寒方治疗温病已经足够。

其实温病学派的兴起实属时代造就,明清年间,各种新的瘟疫横行,世医墨守仲景成法，其效不佳，而吴又可、叶天士、余师愚、薛生白、吴鞠通等一代代温病学家在临床实践中不断总结有效经验与方药，并逐步完善形成温病学说。

经典的伤寒学派，对待《伤寒论》很多持有如前文王合三文中"中国医书，宜宗仲景，仲景以外，皆非善本也"这样的观点，而对寒温之争则多是周德馨文中"考伤寒与温病，本是同一病原，出自一辙。自叶薛辈出，异其说者，嚣嚣尘上，而辨伤寒与温病者，不下数百家，人各有其理。其论理之弥觉庞杂也，读《难经》伤寒有五，盖温病亦在其中，叶薛岂未读是书耶。去规矩而另为方圆，舍康庄而别寻蹊径。人谓其智，余则只见其拙，伤寒之过程中殊多温病，温病实缘伤寒而成，仲景早已明示"这样的看法。

近代民国逐步产生了所谓的"寒温统一"论，试图调和伤寒温病之争，提出温病的三焦、卫气营血辨证等治疗体系是有价值的，这个与之前经典伤寒学派对此叶、吴之说持完全否认态度不同，但寒温统一论者多数认为温病学是在伤寒学派基础上发展而来的，是中医治疗热病与时俱进的学说。

另外有一派，诸家论述较少，笔者姑且称之为"实用派"，这些人的观点就是不要陷入伤寒温病的意气之争，更应该看重临床实效，临床是检验治疗手段是否有效的标准。这派的代表人就是秦伯未。秦伯未在《评伤寒温热之争》一文中提出："吾谓读伤寒者，信能勤求古训；而读《条辨》《经纬》者，亦不失为博采新知。然医之学问，不在古与新，而在能实用。患伤寒者，吾用麻黄、桂枝而愈，此固伤寒书之长，患温热者，吾用桑菊、银翘而愈，亦未始非温热书之特长。换言之，伤寒温热诸书中，有是说，有是方，而用之不效，即是诸书之短。倘医家不能在此等处用功，但就伤寒温热字面上争执，是谓意气之争，虽再历数千百年，而中医永无进步之一日。"正是其"实用派"观点的最好例证。

笔者觉得秦伯未之言颇有见底，医者当以患者生命为贵，以有效治疗疾病为先。伤寒温病各有其适应证，临床当辨证使用，寒温之争纯属意气之争口舌之辩，可以休矣。

第六章 临证心得

论仲景之阴黄治法

王一仁[①]

黄疸为病，不只一端，有风邪中表，不即祛散，郁而既久，当发身黄，脉浮者，宜汗之。病酒疸，心中热，欲吐者，病在上焦，一涌而愈。其有里实、腹满、自汗出，阳明燥实之征，必见烦渴脉滑，此宜下也。若无以上诸症，仅见小便不利而发黄，则洁净府以导湿热，而黄自退矣。更有谷疸、女劳疸，脉症治法亦多载在《金匮》。要不外清热化湿，即丹溪亦云：疸病同是湿热，如盦面相似。一若别无阴黄者，致后人疑仲景先师为医中之圣，何以竟不为阴黄立论，不知固已言之矣。《伤寒论》云：脉浮而缓，手足自温者，是为系在太阴。太阴者，当发身黄，若小便自利者，不能发黄，浮缓为濡脉主湿，手足自温者，热势不重之互词也。太阴属脾，为阴土，湿邪素盛，抑遏于脾，输化无功，健运失职，于是阴土之色，外现于身，面色痿黄矣。夫火能生土者也，脾虚湿困，火衰可知。膀胱之气，无真元以运化，宜乎小便不利，其叙阴黄之症，至当不易，凡湿聚既久，则腹满以腹为太阴部位也。大便不实，欲作下利，湿胜则泄，理有固然，甚则大便见白色者，犹为阴寒之明证。推原致病之由，火衰不能生土，土虚不能制水，治宜健运分消，补火培土。补火首推附

---

① 王一仁(1898—1971)：近现代医家。原名晋第，曾从丁甘仁学习中医，改名依仁，浙江新安（今属安徽）人。丁甘仁当时在上海办中医专门学校，毕业后悬壶行医。后与秦伯未、章次公、许半农等创办中国医药学院。曾任上海中医学会秘书长，并主编《上海中医杂志》，所著甚多，且曾与人合辑《神农本草经》。

桂,培土莫若理中,分消水湿五苓尚矣。合三法治之,阴黄未有不愈者。以视阳黄治法,判若冰炭,仲圣虽未尝立法,然举太阴发黄之论,而治法已在其中。又如《金匮》言:男子黄,小便自利者,当与虚劳小建中汤。此虽虚多湿少,要可与阴黄互相发明,因知仲景论病,无乎不赅,无乎不备固,无偏论也。

(《中医杂志》1922 年 3 月)

【编者按】

黄疸分两大类:一属寒,为太阴发黄;一属温,为阳明发黄。湿胜热轻,脾虚中寒,发为阴黄,归属太阴,当于寒湿中求治,宜理中茵陈汤、茵陈附子汤。热胜于湿,湿随热化,发为阳黄,归属阳明,当于湿热中求治,用茵陈蒿汤、茵陈五苓散。文中所言"推原致病之由,火衰不能生土,土虚不能制水,治宜健运分消,补火培土。补火首推附桂,培土莫若理中,分消水湿五苓尚矣"。立补火、培土、分消三法论治阴黄,颇得要领。

伤寒烦躁辨

朱秉权

曰烦,曰躁,仲景论之详矣,此不必辨者。然证只二字,而有时分言,有时合言,有时颠倒言之者,则以阴阳气血之间,表里虚实之际,邪正偪①处,势不能容。或邪将侵心,而正犹能争;或邪将入阴,而阴渐不支,则必烦,必躁。甚则烦躁并见,又甚则不烦而躁,更甚则烦躁欲死。若躁无暂安时,若躁欲卧泥水,至躁不得卧,寐则又燥,躁之尤者也。然无论其在表在里,为阴为阳,是气是血,属虚属实,而要为邪日胜即正日负,无所制止,不退则进,自不得影响于君主也则一。盖百件胥从令于天君,君主不摇,固无所谓烦与躁

---

① 偪:同"逼",近也。

也。一自阳盛刦①阴,则已烦已燥,至亡阴则愈烦愈躁,至亡阴而阳亦兴亡,则始犹有烦躁之。或作或休,终且及于烦不复烦,躁不复躁矣。故仲景于阴之将亡,而以青龙急汗,承气急下,亟思有以存之,而外更复有吴茱萸、干姜、附子、茯苓、四逆等汤,以防其阳去不返,噫此其所以为圣也欤。

(《中医杂志》1928 年夏季)

【编者按】

《伤寒论》中见烦或烦躁,论述详备。如中风伤寒表证之烦,有桂枝汤、小柴胡汤。表实里热之烦,有大青龙汤。风温温病之烦,有白虎汤加人参汤、栀子豉汤。汗后津伤,表未彻解,兼有蓄水,而见烦躁消渴,有五苓散。阳明热结之烦,胃中燥屎所致,有大柴胡汤、承气汤。结胸证悉具,而见烦躁,属难治。阴虚之烦,多为心阴不足,虚热内扰,有黄连阿胶汤、猪肤汤。阳虚之烦,多为心阳不振,阳气虚衰,有干姜附子汤、茯苓四逆汤、吴茱萸汤、白通加猪胆汁汤。

伤寒漏底与温病旁流之鉴别

张泽霖②

病名固有寒温之别,症状亦有虚实之分。如漏底伤寒与温邪热极旁流,同为大便自利,同属消化系现症,而寒热虚实则大异也。若不知辨别,攻补混淆,则治多偾事,兹将分诊辨断之法述之。

伤寒五六日,或七八日,表症仍在,兼见太阴病状,腹痛,自利清水,并无秽臭之气,不渴不烦,此名漏底伤寒。其原因,乃既感天时之寒,复食生冷之物,阻滞冰伏,脾阳不能运化,肠膜不能吸收所致。苔白脉紧者,治以温中和

---

① 刦:同"劫",强取也。
② 张泽霖:生平不详,民国期刊《现代医药》特约撰稿员。

营之剂,如桂枝苓术等或姜附五苓之类。若口渴微烦者,以葛根芩连汤加芩泻术苡治之。此伤寒漏底之症状疗法也。

温病旁流,则为热邪蟠踞胃腑,欲出不能,所下必黏腻腥臭之物。心烦谵语,腹亦胀痛,惟此拒按,而彼则按之反安,苔黄腻,脉沉实。治宜因势利导,使热毒排泄于外,而肠胃乃洁,所谓通因通用,如小承气及瓜蒌薤白等,此温邪热极旁流之原因治法也。二病诊断,颇非易易,差之毫厘,谬以千里。医者临床,不可不审慎也。

(《医学杂志》1932 年 4 月)

【编者按】

伤寒漏底病属太阴,故用温法;而温病旁流病在阳明,当用下法。

《金匮》便血远近之我见

张秉初

便血以粪前粪后分远近,尤在泾以先便后血为脾寒气虚,失其统御之权,以致胞中血海之血,不从冲脉而上行外达,特从大肠而渗漏下走也。如是而脏虚者有远血,脏实者则无远血矣。殊知血虚不摄,固有下陷奔腾,而血实被伤,亦未尝无沸腾下漏也。夫先便后血名为远者,以血分受伤,其病源发之远也。或从肝肺受邪,或从心包遗热,不能摄养本脏,以循经周流,竟因脏伤离经,停留渐宿,未几而粪下则下,所以名为远也。肝、肺、心包离肛门甚远,血既被伤离经,其不即奔泻者,以有积粪堵截渐停粪内故也。且远者,近之对也,此节先便后血,而名为远,因其病之发源远也。下节之先血后便,而名为近,亦以其病之发源近也。容川氏[①]辨为肠毒痔疮,便带脓血,为

---

① 容川氏:指唐容川。唐宗海(1846—1897),字容川,四川彭县(今四川彭州市)人,著有《血证论》《中西汇通医术五种》等。

近字下注脚,其病之发源在肠,其血之发出亦在肠,肠与肛门近,故云近血也。或云大肠无血,何以近血?而血出大肠,不知毒结肠间,而血亦聚肠间,得火热之蒸,遂化而为脓血。古有肠痈、肠痔,脓血常垂肛门出也。然远血说,其脏寒气虚者,固可遵黄土汤法治之,其脏热气实者,又将何以治之也?此证吾于去岁已经治之矣。

翁源冈尾公安分局局长罗日熙先生于去岁八九月间患便血证,先便后血,下者必多如宰猪然。予属同事,知其人体素禀实,诊其脉两尺洪大。予初拟用黄土汤变象立方:淮山药四钱,生地五钱,阿胶三钱,黄芩钱半,甘草钱半,赤石脂三钱,黑管仲三钱。初服二三剂,亦甚见效,病因二尺洪大故也。

后因食伤复发,再进此汤无效矣,请他先生,或云脾虚宜补,或云脉大宜凉,或云宜用独参,或云宜用薯党,或云肠风宜济生乌梅,卒无一效。当此议论纷纷,莫衷一是,复请诊于予。诊其脉初两尺洪大,今则变为两寸洪大矣,予用天冬三钱,川连钱半,白芍四钱,甘草二钱,赤石脂三钱,粟壳二钱,大田七一钱(研末冲服),五灵脂二钱,黑柏叶三钱,山楂[①]三钱,连服三剂收功。

谨按:其脉两寸洪大者,左寸心包热也,右寸肺中热也。肺与大肠相表里,心包与肝相表里,心包有热,相传于肝,肝不藏血,以致血崩下行。肺中有热,相传于大肠,大肠为传导之官,其血离经血下走。所以不即崩泻者,以脾气不衰,尚能化粪以堵截之,故粪下则血下也。方中用天冬以清肺中之热,用川连以平心包之热,用甘芍以平肝经之热,热平而血病之根先治矣。赤石脂能祛血分之湿热也,山楂能涤肠中之污垢也,妙有五灵脂之善止血,田七之善去瘀生新,且借粟壳之兜塞,石脂之填塞,柏叶之黑塞,而标本兼治,上下周到,故能收效而神速也。

(《杏林医学月报》1933 年 3 月)

【编者按】

便血当辨其寒热,属寒者,温中摄血,宜黄土汤法;属热者,凉血止血,故用

---

① 山楂:原作"山查",今据现行中药名称改之,下同。

天冬、黄连、白芍清脏腑热,以治其本,并佐化瘀收涩之味,标本兼顾,而奏捷效。

附子汤治验(含真武汤、甘草 附子汤、芍药甘草附子汤)

包识生①

骨节疼痛3例、骨痿、湿温病、少阴伤寒

潮州陈悟初先生二公子拙庵世兄,年十七,读书用功过度,每至半夜亥子之交,呻吟梦寐间,而不知也。业师以为年轻梦语不足异也。自后日益增剧,至时必痛而醒,醒时必在一旬钟。数月后,左足胫骨离足跗三寸许,肿起坚硬,皮色不红,按之不痛,是骨质变大非皮肉发肿也。若修养则轻,而用心则剧,习以为常。时经一载,小便混浊矣,舌胎绛剥矣,肢冷咳嗽无痰矣,目瞪神露、面色苍白、虚劳之态毕现,中西名医诊治殆遍,竟无效验。阴药不能近、阳药不能受后,召余诊之,知为先天不足,病在骨髓虚寒,即今之所谓骨痨也。初与芍药甘草附子汤,服一二剂,溺浊少清,舌绛少退。五剂后,更投真武,不能受,再服原方,增重附子。十余剂后,复用真武即能受矣,痛亦大瘥。真武服十余剂再加温药不受,又服原方十余剂,诸症渐减,精神渐复。自后以附子为君,每剂六钱,一日连服二剂,生附片之麻醉性发昏厥片时,其痛亦因之大减,骨肿更消。时经二载,服附子二十余斤,诸症悉愈。

淞沪警察厅巡十某,患膝骨肿大疼痛非常,皮色不变,近之则痛剧。经诸医内外诊治,毫无见效。余忝医务主任之职,不能辞其责。诊得舌白、脉

① 包识生(1874—1934):字德逮,又名一虚,福建上杭人,民国时期上海名中医。其父包育华为上杭名医,兄弟究生、仰山、德崇均为行医为业。识生幼承家学,潜心钻研医学,尤其对仲景六经辨证论治的理论研究较深,写成《伤寒论章节》一书问世,纠正了以前一些医家的谬误,引起医学界的重视。民国四年(1915),与中医界余伯陶等同行在沪成立神州医药总会,创办神州医药专门学校,自任教务长,主讲《伤寒论》等课程,编有《伤寒病讲义》《诊断学》等教材。又创办神州医院,作为学生实习场所。民国十二年(1923),主编《神州医药学报》,大力弘扬中医学,为当时中医救亡运动及中医教育事业做出了重要贡献。

弦,余无他症,为阴盛格阳,寒凝骨髓。治以甘草附子汤,生附六钱、官桂四钱、白术二钱、甘草二钱,二服痛减,六服痛平,肿消而愈。

粹华公司南市分店孙君之外甥某,先天不足,面白无华,体貌甚弱,背脊右肾外部肋骨肿大三根,并皮肉亦肿大如包大,长五寸、宽三寸、高三寸,按之不痛,皮色不变,以空针抽之得清液一小杯,症似痰块漏疽,因其骨肿大断为骨痨。初投真武原方三十剂不动,后以甘草附子汤,用生附六钱,参以保元、阳和二方,十剂已。减去其半,服百剂,肿平,骨亦复原,精神倍增,气色如常矣。

本埠洋行街源大行高君,年三十未满,去岁曾患梅毒,因服攻药过多,身躯弱甚。一日中膳,忽患中风,半身不遂,时哭时笑,有类痴癫,脉芤,舌白腻。先以镇纳清上,诸症渐平,惟左手足痿痹不遂,疾属骨痿。投以甘草附子汤全剂,数剂即见效,服月余,行步握物如常,惟力稍逊耳。后服养阴则手足益无力,服扶阳则日胜一日也。

本会副会长葛吉卿先生,数年前患湿温症,前医过服山栀、连翘,真阳日浮,势有阴盛格阳之兆。日夜不寐,肌热肢清,唇焦烦燥,舌厚腻,痰多气急,骨节疼痛,脉大而濡。余断为少阴症,投以真武汤一剂,热退神清,三剂起,六剂平也。

广潮庵埠地广人多,疫疠时发,霍乱鼠疫外,更有一种头晕骨节疼痛,至一候即虚脱而亡。按其病源在少阴,脉多沉细,虽有寒热而头晕骨痛为其特征,余断为少阴伤寒病在脑与骨也。累投真武、附子两汤,日服双剂,二日微松,三四日即愈也。

识生按:附子为少阴水脏骨髓病之特效药,若审证的确,百发百中。用法以生明附块一钱为有效,六钱为极量。若熟附、制附,功力大逊,人且畏之如虎,冤乎!

(《神州医药学报》1933 年 11 月)

【编者按】

《伤寒论》少阴病,身体痛,手足寒,骨节痛,附子汤证。附子乃少阴里寒之要药,虽见身热乃属格阳之假热,实为里虚寒或实寒,故非此不治。

《金匮》宿食条解

刘民叔

引言

本期为《胃病专号》，张君赞臣索稿于余，余原拟撰述《千金胃腑方疏》一文，藉以阐发汉唐间疗治胃病之奥旨。无如诊务缠人，日鲜暇晷，兼以限期甚迫，未便草草交卷，不得已，乃抄录吾蜀先进熊公其言所撰《金匮宿食条解》。意存介绍，非敢掠美，不过聊应张君之命勉塞索稿之责而已。

问曰：人有病[①]**宿食。何以别之？**

宿食者，言食传舍于肠胃，歇宿而不去也。食入于胃，泌津液而化糟粕，小肠受盛，大肠即为传导，曷为歇宿而不去，以寒积胸中，无真气以为输运也。何由知寒积胸中，无真气以为输运，因与漏疝病，同一虚寒，从下而上，是以知之也。人既有病宿食，若嚼腐吞酸，嘈杂呕吐，饱闷痞滞，浊苔厚腻，与恶食伤食，恶闻食臭，及大便坚结闭秘等证。有诸内，必形诸外，此在人所恒有，亦为人所易识，其为别之奈何，而其求有可别也。

盖宿食之病，包藏祸心，变幻靡测，固有现以上所列病情，亦有未现以上所列病情。苟因以上所列病情，一毫未现，即不能认定为宿食。既不能认定为宿食，纵多方揣度，断不能从宿食病由处施治。历古以来，因是而致夭札者，殆不知几恒河沙数矣。故设为代问，欲世之操斯术者，务在于无可别之中。

寸口脉浮而大，按之反涩，尺中亦微而涩，故知有宿食，大承气汤主之。

阳明脉大，胃气下降，则大而不浮。今脉浮而大，且见之于寸口，是胃气上逆，而不获降于下矣。大不应涩，按之反涩，则胸中大气已被阻而不行，加以诊之于尺，由沉及中，以细微之脉，变之而为微涩，是肾气下遏而不得升于

---

① 有病：今通行本《金匮要略方论·腹满寒疝宿食病脉证治·附方》作"病有"。

上矣。仲师言寸言尺，虽未论及于关，其实寸大而涩，中关之阁而降。俾阳不得通于阴，尺微而涩，由关之拒而不升；俾阴不得交于阳，关格不通，阴阳离决，而生机息矣。故知有宿食，宜下之以大承气也。

脉数而滑者，实也，即[①]**有宿食，下之愈，宜大承气汤。**

脉数而滑，谓之而为实者，盖以大肠糟粕，结而为实。积瘀蕴热，无所疏泄，势必蒸腾于上，手太阴所主之脉适当其冲，不独迫凑之而为数，并令激变之而为滑。数与滑并见，即此行阳行阴之度，于迅速中，而杂以流利，可决其中有宿食，宜急下以大承气，而病乃得愈也。

按涩则不滑，滑则不涩，即微数二脉，亦大相反，何以均主宿食？不和脉涩而微，就浊垢之窒塞于内而言；脉滑而数，就浊热之充溢于外而言。下节又出紧脉，亦主宿食，盖言由内达外，切迫中而兼有绞束之象。谓之为涩不得，谓之为滑更不得，故状之为转索，总见顽涎恶垢碍于中，则开阖之机关不利。而脉之所应，亦为变动无常，仲师形容其脉象之变态，最为微妙。虽宿食以证，非此数脉所能尽，然即数脉以为推测，一任病机百出，无虽为之抉露矣。

下利不欲食者，此有宿食[②]**，当下之，宜大承气汤。**

此利字，作通义解，盖言大便未至闭塞，而所下尚属通利，顾下而特别之曰利，其中有甚不利者可知。不欲食者，不能食也，不曰不能食，而曰不欲食，正见欲食，而不能畅其所欲又可知。独是宿食之病，其最难为辨者，莫如下之不利，食之不欲，兹则举以为纲，其中尤别有精义。盖上窍主纳，下窍主出，食若为宿，固结肠窍，不获节次传导，是下之所出，既有扞格之形，而上之所纳，不无厌弃之状。当此出纳失职，已将宿食病根之所在，露其端倪，又恐人忽焉罔察，不克烛微闸幽，以发其隐伏。因于藏之深深，直从无可名状之处，特笔提出"下利不欲食"五字，为认宿食秘法，不啻茫茫大海，定以罗针，使不迷于子午。曾更为之引伸其说，举凡大便如常，而下出觉艰涩者，多日方解，而粪条极细小者，或不时坠服，而解后觉稍畅者，或随时欲解，而下出

---

① 即：今通行本《金匮要略方论·腹满寒疝宿食病脉证治·附方》作"此"。
② 此有宿食：今通行本《金匮要略方论·腹满寒疝宿食病脉证治·附方》作"有宿食也"。

觉未尽者,俱可以下之不利例之。或朝食不能暮食,暮食不能朝食者,或未食觉可畅食、既食转不喜食者,或食下欲作呕吐而不敢稍为多者,或食后即为胀闷而移时始得安者,皆可以食之不欲括之。然临危施治,必研讯于未病之前,有此以上所列病情,始可引为确据。否则,或因六淫七情之感,寒热错杂于中,则虽充寒于阳明之表,尚未蓄积于阳明之里,不得以暂时之便食不调,而遽认为宿食,贸然下以承气也。从此细参,悟得登大觉路,可以普济无量众生矣。

宿食在上脘者①**,当吐之,宜瓜蒂散。**

胃有三脘,上脘主纳,中脘主化,下脘主出。食在上脘,停宿不去,既未腐化,何能下出。当就邪之所在,因而吐之,此所以宜于瓜蒂散也。

脉紧②**如转索无常者,有**③**宿食也。**

尤在泾云:脉紧如转索无常者,紧中兼有滑象,不似风寒外感之紧而带弦也。故风寒所束者,紧而不移,宿食所发者,乍滑乍紧,如以指转索之状,故曰无常也。

按宿食之病,本属于寒,而有时间化于热。其寒已化热者,下之以咸寒;其寒未化热者,下之以温热。此节紧脉转索无常,与上二节微涩数滑,互相比较,上节之脉是寒已化热现象,既均主以大承气汤,此节之脉是寒未化热现象,并未示以应用何方,非脱简也。盖以总义条中,举凡与紧脉相似者,胥可比类而得,兹故不复赘,此乃仲师之微意,特为补录数条,以广宿食治法。

趺阳脉微弦,法当腹满,不满者必便难,两胠疼痛,此虚寒从下上也,当以温药服之。

此节为脏寒腑实立法也,趺阳脾胃之脉,若见微弦,即知足厥阴肝木不能合手少阴心火以生立,反挟足少阴肾水似侮土。虚寒从下而上,横聚于腹,决无轻散之理,不循肠胃之外而为腹满。必入肠胃之内,而为便难,既至便难,两胠亦必疼痛,此乃寒邪凝聚。且停积未久,不必遽用下夺,但常服以

---

① 者:今通行本《金匮要略方论·腹满寒疝宿食病脉证治·附方》无此字。
② 紧:原文无此字,据今通行本《金匮要略方论·腹满寒疝宿食病脉证治·附方》补入。
③ 有:原文无此字,据今通行本《金匮要略方论·腹满寒疝宿食病脉证治·附方》补入。

温药,以助其运化,则便难肶痛之患,自可以不作矣。

其脉数而紧乃弦,状如弓弦,按之不移,脉数弦者,当下其寒。

此节为脏寒腑热立法也。数则为热,紧则为寒,数与紧合其状为弦,且按之不移,则不得名为数紧,直可谓为数弦也。夫脉既为数弦,不曰当下其热,而曰当下其寒者,盖以脉数,不过为腑之瘀热,而弦是乃为脏之伏寒,恐人知其腑热,而略其脏寒,特示以治热为标,治寒为本。于当用承气方中,审系肾寒,加入四逆辈,肝寒加入吴茱萸汤,脾寒加入理中汤,变寒下之法而为温下之法也。

脉紧而迟者,心下如坚,脉大而紧者,阳中有阴,可下之。

此节为脏腑俱寒立法也,其脉紧迟为寒,按之心下,既已聚之如坚,大为阳脉,若大而兼紧,不得为阳,乃寒气积而不散,更从心下,入于足阳明胃、手阳明大肠之中。一派阴霾之气,搏结宿垢而成坚块,不异地冻水冰,此而议下,必为审度其可者。言外见心下坚结,既非寒下之承气堪除,肠胃冷积,尤非温下之大黄辛附能解。惟主以刚猛峻热之剂,如卒病所载之备急丸,九种心痛丸等。问以甘温佐之,以壮阳光而消阴变,则阴邪既散,而阳窍自通也。

脉紧头痛风寒者①,腹中有宿食不化也。

尤在泾云:头痛风寒者,非既有宿食而又感风寒也。谓宿食不化,郁积之气,上为头痛,有如风寒之状,而实为食积类伤寒也。仲师恐人误以为外感,故举以示人曰:腹中有宿食不化,意亦远矣。

按尤注宿食不化,郁积之气,上为头痛,足征特识。但宿食郁积,气既可为之上,则气亦可为之下,气既可由里达表,则气亦可由腑入脏,惜就文衍义,未能通其义于言外。言特为抽引其绪,《伤寒论》有正阳阳明,有太阳阳明,少阳阳明。三阴寒化,皆有自利证,三阴热化,皆有可下证。是六经之气,既可传于阳明。且《经》云:食气入胃,浊气归心,淫精于脉,脉气流经。是阳明所化浊气,亦可淫精脉络,以遍流于六经。可见阳明居中土,与各经联络贯注,并无此疆彼界之分,则知正气从此出入,即可知邪气亦从此出入。

---

① 者:今通行本《金匮要略方论·腹满寒疝宿食病脉证治·附方》无此字。

今宿食郁积,阻遏气机,内而经络脏腑,外而四肢九窍,病变千端,无微弗到,如神龙之不可方物,则其所现病状,不仅类于风寒。病类风寒,其痛不仅在头,而头不仅有痛,即脉亦不仅为紧,此仲师援例以发其概,不过随举风寒言之,而非截然于脉紧头痛之外,为宿食病,所不能逞其毒也。然宿食之为病,脉紧头痛,既与风寒无异,则脉紧头痛风寒,与非脉紧头痛风寒。从可类推矣。所冀举一反三,于引而不发之中,得其跃如之妙。

(《医界春秋》1935 年 4 月)

【编者按】

宿食属胃肠病,病有新久,证分阴阳。宿食新停,脉数而滑;宿食久留,其脉涩滞。因并为实脉,证属阳结,故均可攻下,宜大承气汤、厚朴三物汤;若伴表证,见头痛风寒或寒热往来者,可用厚朴七物汤或大柴胡汤,表里双解;若宿食初起,病位偏上,可用吐法,瓜蒂散催之。属阴结者,脉紧而弦,若属因寒而实,当以温药下之,宜大黄附子汤,亦有因实而寒者,三物备急丸主之。

《金匮》积聚病中之肝着肾着病解

黄文东[①]

[原文]肝着,其人常欲蹈其胸上,先未苦时,但欲饮热,旋覆花汤主之(旋覆花、新绛、葱)。

[原文]肾着之病,其人身体重,腰中冷,如坐水中,形如水状,反不渴,小便自利,饮食如故,病属下焦。身劳汗出,衣里冷湿,久久得之,腰以下冷

---

① 黄文东(1902—1981):字蔚春,江苏吴江(今属江苏苏州)人。14 岁即考入上海中医专门学校,受业于丁甘仁门下。民国二十年(1931),应母校校长丁济万之邀,返校任教务长,主讲本草、《伤寒论》《金匮要略》《名著选辑》及中医妇儿科学等课程。撰有《丁氏学派的形成和学术上的成就》《近代中医流派经验选集》《黄文东医案》等。

痛,腹重如带五千钱。甘姜苓术汤主之。

[解释]著者,留着也,不行之谓着,虽著而无形,则其为病,犹嚆矢①耳。《金匮》但言肝着、肾着,而不言肺着、心着、脾着者,以肺主气之呼吸,心主血之循环,脾主谷之运化,凡藏气之主动者,皆不病着,不若肝主藏血,肾主藏精,静多动少,乃有此病。

肝因气血之不得畅行而病,其位在胸膈之下,故觉胸脘不舒,而常欲蹈其胸上。蹈字本作足蹈,修园以为足蹈人胸,殊非常情,当以手按击为是。尝见背部牵强者,喜击其背,腿膝酸楚者,喜击腿膝,则胸脘之分,有似痛非痛,似胀非胀之不快现状者,若非重加按摩间以拊击,不能伸张其郁伏之气,发泄其难言之困。先未苦时,但欲饮热,则言留着之前,竟有先兆。人欲赖热饮以贯通,然终不免于留着者,可知不仅气病而已,此症较之胸痹,有同样之痹着而无显著之见症,故病轻一等,较之诸痞,更不相侔。故用葱白以通胸中之气,如胸痹而用薤白之例,用旋覆以利胸中之气,各胸满噫气,而用旋覆代赭之例,新绛可以入络行瘀,正是肝经血着之要药。如不效时,应从蓄血治,用当归活血汤可也(当归、赤芍、生地、桂心、桃仁、茯苓、枳壳、柴胡、甘草、干姜、红花,水煮去滓,后入地黄,蒸数沸,加陈酒服之)。

肾因寒湿之日渐侵袭而病,其位在于腰部,故腰冷如坐水中,形如水状,冷而且肿也。腰以下冷痛,阳气之痹著可知;腹重如带五千钱,寒湿之沉滞可见。由于腰冷腹重,以至身体亦重,乃受局部之影响也。不渴而小便自利,此内无停水,与水肿显有不同;饮食如故,此中焦无病,和脾胃并无关系。故曰病属下焦,乃是肾中阳气,为寒湿湮没而不彰,输化无权,日趋沉重。轻者仅在腰部,重者下腰入腹,病情扩大,不易收拾。溯其原因,身劳汗出之时,阳气已虚,适为冷湿之渍,乘虚而入,久而久之,乃成此患。治以干姜散寒,苓术行湿,加入甘草之和平,一名肾着汤,实则力有未逮,不如独活寄生汤为妙。此方本治风寒湿痹,与此症至为切近,验邪于外,湿固其中,有足多焉。既言肝肾之主静者,故能病着;心肺脾之主动者,则不病着。何以积聚

---

① 嚆矢:响箭,因其发射时声音先于箭而到,故常用以比喻事物的开端。犹言先声。

之病,藏腑皆有。就病而论,着固轻于积聚也。所谓积者,藏病也,终不移,聚者腑病也。发作有时,展转痛移为可治,姑无论可移不可移,要皆有形可见,又不若病着之无形也。盖尝闻之五藏之积,因于忧愁悲哀,思虑郁结,情志先伤,阳气不运,而后阴血痰泻,得了菀积;六府之聚,因于劳逸无常,饮食不节,气之流动,或缓或急,乃与肠外汁沫,互相凝聚。今于肝着、肾着则不然,皆因劳力之后,气乏肝伤,而饮冷过寒者,则病肝着;腰酸肾弱,而坐卧湿地者,则病肾着,此以外因为主,故与积聚之属内因者,有湿渭之分耳。

(《中医世界》1935 年 11 月)

【编者按】

蹈其胸上者,喜重按也,甚至欲以脚踏其胸上。旋覆花汤,又见妇人杂病篇,治妇人半产漏下。《千金》无"旋覆花汤主之"六字,诸本皆不载方,故有谓其方治妇人半产漏下与肝着之证不合。肝着,其人常欲蹈其胸上,重压以缓解其痛也,可知此属瘀血内积证也。治法可参清代王旭高《西溪书屋夜话录·治肝卅法》有疏肝通络一法,其曰:"如疏肝不应,营气痹窒,络脉瘀阻,宜兼通血络,如旋覆、新绛、归须、桃仁、泽兰叶等。"以此治肝着。文中所举"当归活血汤"亦可。

肾着条中,"腹重"两字《备急千金要方·肾脏脉论》作"腰重"。寒湿著肾,阳气不行,身重,腰中冷如坐水中,形如水状,而不水肿,口不渴,小便自利,一派下焦寒湿之证。饮食如故,无与中上二焦。病由身劳汗出,表里冷湿,久久得之。巢氏《诸病源候论》云"强力举重,久坐湿地伤肾"者是也,其腰以下冷痛,腹重如系五千钱,病在肾之外腑,不在肾也。甘姜苓术汤温阳化湿利水,又名肾著汤。尤在泾曰:"本非肾药,名肾著者,原其病也。"《千金》有肾著散,即于此方加杜仲、桂心、牛膝、泽泻,温肾利腰膝,化湿利水并顾,亦以驱邪为主。而文中所列独活寄生汤乃治风寒湿痹久著,已有虚象,故祛风除湿药味之外,更增桑寄生、杜仲、牛膝补肝肾,当归、川芎、地黄、白芍养血和血,人参、茯苓、甘草健脾益气,扶正祛邪兼顾。

麻黄附子甘草汤治验

姜佐景[①]

余尝治上海电报局高鲁瞻君之公子,年五龄。身无热,亦不恶寒,二便如常,但欲寐,强呼之醒,与之食,食已,又呼呼睡去。按其脉,微细无力。余曰:"仲圣所谓少阴之为病,脉微细,但欲寐也。顾余知治之之方,尚不敢必治之之验。请另乞诊高明。"高君自明西医理,能注射强心针,顾知强心针仅能取效于一时,非根本之图,强乞立方,余不获已。

书:熟附片八分　麻黄一钱　炙甘草一钱

与之,又恐其食而不化,略加六神曲、炒麦芽等消化健脾之品。次日复诊,脉略起,睡时略减,当与原方加减。五日,而痧疹出,微汗与俱,疹密布周身,稠逾其他痧孩,痧布达五日之久,而胸闷不除,大热不减。常与麻杏石甘重剂,始获痊愈。一月后,高公子又以微感风寒,复发嗜卧之恙,脉转微细,与前度仿佛。此时余已成竹在胸,不虞其变,依然以麻黄附子甘草汤轻剂与之,四日而瘥。

佐景按:麻黄能开肺气,附子能强心脏,甘草能安肠胃,三者合则为麻黄附子甘草汤。能治虚人之受邪,而力不足以达邪者。若麻黄附子细辛汤,则以细辛易甘草,其力更伟。盖细辛芳香,能蠲饮而辟秽浊故也。夫脉微细但欲寐,如本案所云,固为少阴病,若更进而兼身热、恶寒、蜷卧,亦为少阴病,不过有轻重缓急之分耳。而东人山田氏[②]必欲补恶寒二字,使成"少阴

---

① 姜佐景:生卒年不详,浙江瑞安人,民国初年进入丁甘仁创办的上海中医学校学习,后随曹颖甫临诊而为入室弟子,致力于《伤寒论》学术学理阐发与临床应用。20世纪30年代,选辑曹颖甫40年临床验案、曹氏医案医话,附以自己本人的医案、笔记等,辑成《经方实验录》一书。1949年,悬壶于台湾北部雨港基隆市。1958年,台湾成立中国医药学院,姜氏担任《伤寒论》教师,并编写《重编伤寒论》教材,倾心培育中医后学,是台湾地区伤寒论学术研究和教学的先驱。

② 山田氏(1749—1757):即山田正珍,字玄同,号宗俊,又号图南、杏花园主,江户人。日本德川中世时代著名伤寒学者,"其家世业医,自幼好仲景书"(加贺大田序语)。一生著述11种,其中《伤寒论集成》,用力弥勤,积20年乃成,为考证派较有影响的一部书。

之为病,脉微细,但恶寒欲寐也"。其亦可以已乎。

曹颖甫曰:予治脉微细但欲寐者,往往以四逆汤取效。然姜生所治高姓小儿,实由太阳表证,内伏少阴,故非麻黄不能奏功,断非四逆汤所能治。盖四逆汤仅能由少阴外达肌腠,以干姜、甘草能温脾胃,脾胃固主肌肉也。若改干姜为麻黄,方能由少阴直达肺部,而皮毛为开泄,以肺主皮毛故也。观其证治三变,而始终不脱麻黄,其用心之细密,殆不可及。况身无热而不恶寒,似无用麻黄之必要,此证竟毅然用之,其识解有足多者。盖呼之则醒,听其自然则寐,有蒙蔽之象。故可决为非少阴本病,而为太阳内陷之证,且以小儿纯阳之体,不当有此少阴病也。以此意叩姜生,定当相视而笑,以为不意闷葫芦竟被打破也。

(《中医新生命》1936 年 3 月)

【编者按】

痧疹属温邪,风温袭于肺卫,发而为病。然此案患儿初起便见但欲寐、脉细无力,乃正不胜邪,不能托邪外泄,太阳之邪陷于少阴之变证。故用麻黄附子甘草汤轻剂,外解太阳,内温少阴,鼓邪外出,而痧疹得透。疹以透出为顺,透出后见胸闷、身大热,继而以麻杏石甘汤辛凉宣泄解之而告愈。

葛根黄芩黄连汤治验

张玉珍

西医束手之眼鼻症,用中国古方竟得获效

《伤寒论》是一部治外感的全书,这是国医界所公认的。其中方剂,立论之精,用药之巧,诚非后人所能望其项背者。且苟能善用之,或稍加变通,又可以应用于无穷,不止治伤寒症已也。今将用伤寒方治愈眼鼻症一案述之于下,以实吾言。

本村有张志瑞者,年六十,业农。七八年前,偶得眼鼻剧痛之症,医治月余乃愈。二十三年秋,复犯一次,半月而愈。上月初间(旧历),旧症又发,眼睛鼻孔疼痛异常。先延某西医眼科专家施以止痛治疗,丝毫未效,翌日其家人向余求治,余与病者既为同乡,又为同姓,立即驰往,及至其家,见其以头触地,弓腰伏卧,呻吟呼喊之声,达于户外。问之,则曰:眼睛鼻孔,疼痛异常,非如此呼喊呻吟,以头触地,不能减其疼也。且每次都是这样,惟此次又加泄痢身热耳。诊之,脉象洪数。因思《伤寒论》中阳明经症有目痛鼻干之文,腑症有胃家燥热之说,今泄利虽非燥热,亦定为胃肠湿热所致,彼《伤寒论》中之葛根黄芩黄连汤,恰与此症相合,遂以此汤加霜桑叶、菊花、夏枯草、滑石与之,一剂而愈。

考吾国古圣之经方,苟用之对证,莫不效如桴鼓。今西医束手无策之症,而我国古方觅能一药而愈者,非一证乎?

(《文医半月刊》1937 年 2 月)

【编者按】

葛根黄芩黄连汤所治乃太阳表证未解,热邪入里之下利。此案眼鼻症与泄痢身热并见,有表证终须解表为先,故以葛根芩连汤解表清里,且黄连亦能疗目痛,见《本经·上品·草部下》:"味苦寒,主热气,目痛,眦伤,泣出,明目,肠澼腹痛下利,妇人阴中肿痛。"针对眼鼻剧痛、脉象洪数,加用霜桑叶、菊花、夏枯草等平肝清热、清利头目,石决明、蔓荆子、龙胆草之属亦可,故而药到病瘳。